Dr P. CLÉMENT

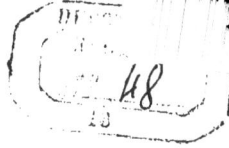

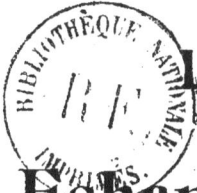

L'Activité

Des Echanges nutritifs

chez les Epileptiques

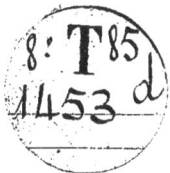
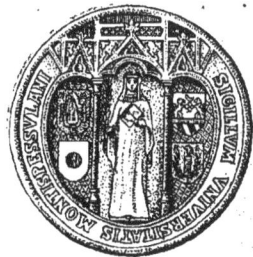

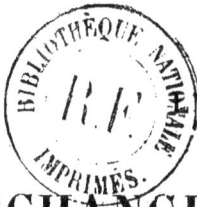

ACTIVITÉ

DES

ÉCHANGES NUTRITIFS

CHEZ LES ÉPILEPTIQUES

L'ACTIVITÉ

DES

CHANGES NUTRITIFS

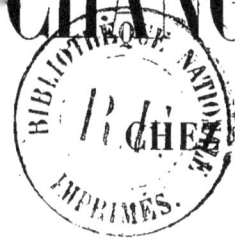

CHEZ LES ÉPILEPTIQUES

PAR

Le Dr Paul CLÉMENT

Ancien externe des hôpitaux de Montpellier (concours 1905)
Ancien interne des hôpitaux de Nimes (1906)
Interne à la Clinique des Maladies mentales et nerveuses (1907)
Lauréat de la Faculté de Médecine (1909)

MONTPELLIER
SOCIETÉ ANONYME DE L'IMPRIMERIE GÉNÉRALE DU MIDI

1909

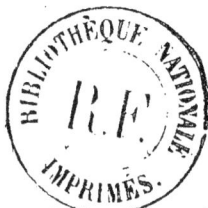

Nous devons tout d'abord assurer de notre profonde gratitude Monsieur le Professeur Mairet. Pendant les quelques années passées dans son service, nous avons été l'objet de sa bienveillance constante. Il n'a cessé de nous encourager, au cours de nos recherches, par l'intérêt qu'il a bien voulu leur accorder et a pensé que nous pourrions mener à bien l'étude d'un sujet qu'il nous avait lui-même confié. Nous le remercions de cette dernière preuve de confiance.

Parmi les maîtres dont nous avons conservé le meilleur souvenir, nous devons retenir le nom de Monsieur le Professeur Sarda. Nous sommes particulièrement heureux de le voir assister au dernier acte de notre scolarité.

Monsieur le Professeur agrégé Vires a toujours manifesté à notre égard, une très grande bonté. Sa place était marquée à la soutenance d'une thèse, dont le sujet lui est particulièrement familier.

Monsieur le Professeur agrégé Cabannes a été pour nous plus un camarade qu'un maître, nous sommes heureux de lui exprimer ici toute notre sympathie.

Monsieur le docteur Florence, chef du laboratoire de chimie, a pris la part la plus active à ces recherches; son concours nous a seul permis de les mener à leur fin. Il a droit à toute notre gratitude.

Nous adressons enfin un profond et cordial merci à tous ceux, maîtres des conférences d'internat, médecins et chirurgiens des hôpitaux de Nîmes, qui se sont dévoués pour nous et se sont intéressés à nos études.

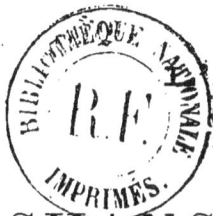

ACTIVITÉ

DES

ÉCHANGES NUTRITIFS

CHEZ LES ÉPILEPTIQUES

INTRODUCTION

Le problème pathogénique de l'épilepsie essentielle, malgré le nombre considérable de recherches scientifiques qui
l'ont eu pour objet, ne semble pas être encore résolu définitivement.

La majorité des auteurs tend aujourd'hui à admettre que
l'ancienne « névrose » a sa cause dans une auto-intoxication.
A ce point de vue, le rôle fréquent joué dans l'étiologie de
ce mal par les intoxications, l'origine manifestement toxique de certains syndromes convulsifs sont des arguments cliniques d'une très grande valeur.

Quelle est l'origine de ce trouble ? Les principaux organes
de l'économie ont été mis en cause, mais on a généralement
renoncé à faire intervenir une insuffisance fonctionnelle de
tel organe déterminé, comme le foie, le rein, etc. On invo-

querait plutôt un trouble de la nutrition modifiant les milieux liquides de l'organisme soit par la formation d'une substance toxique, soit par une variation quantitative de tel élément normalement contenu dans ces milieux. Les recherches récentes de CLAUDE et SCHMIERGELD sur les glandes vaculaires sanguines, organes à sécrétions internes, viendraient, dans une certaine mesure, confirmer une telle conception.

De nombreux auteurs ont essayé de déceler le corps toxique, ou de désigner l'élément normal qui pèche par défaut ou par excès dans les « humeurs » des comitiaux

Nous nous sommes tenus au courant des travaux qui portent sur les liquides de l'organisme : urines, sang, liquide céphalo-rachidien, sueur, suc gastrique. Aucune de ces recherches d'ordre chimique ou biologique n'a pu mettre en valeur un fait constant, indiscutable : la contradiction est partout.

Dans la *première partie* de ce travail, nous nous contenterons d'opposer les unes aux autres les conclusions les plus intéressantes des travaux que nous avons pu avoir entre le mains. Nous diviserons cette étude en deux chapitres qui porteront : le premier, sur les propriétés physiques et chimiques des urines, du sang et du liquide céphalo-rachidien; le deuxième, sur les propriétés biologiques de ces liquides et sur celles de la sueur et du suc gastrique.

Dans la *deuxième partie*, nous exposerons nos recherches personnelles. Disons dès maintenant que nous n'avons pas eu l'illusion de résoudre, mieux que d'autres, un problème qui semble échapper aux moyens scientifiques actuels. Aussi nous sommes-nous contentés d'envisager un point particulier de la question. Nous avons employé chez des épileptiques et des hommes normaux vivant dans les mêmes conditions des procédés d'exploration qui ont fait leur preuve en biologie.

La comparaison entre les deux catégories d'individus devait nous servir à apprécier dans une certaine mesure l'activité de la nutrition chez nos épileptiques.

Ces procédés constituent les « épreuves » de la glycosurie alimentaire, de la phénolurie et de l'ammoniurie expérimentales.

Nous en ferons les trois chapitres de notre deuxième partie.

En instituant ces recherches, nous avons eu surtout pour but d'apporter notre faible contingent à la série des travaux entrepris depuis longtemps déjà sous la direction de notre Maître, M. le Professeur Mairet.

PREMIÈRE PARTIE

Revue des Auteurs

Nous ne ferons que rappeler dans cette première partie les recherches qui ont pour objet les différents liquides de l'économie chez les épileptiques.

Dans le premier chapitre, nous placerons celles qui ont trait aux propriétés physiques et chimiques de l'urine, du sang et du liquide céphalo-rachidien.

Dans le deuxième, nous ferons une revue rapide des propriétés toxiques de ces liquides, et nous ajouterons quelques indications sur la toxicité de la sueur et du suc gastrique.

En terminant, nous tirerons les conclusions générales de ce rapide aperçu des diverses opinions émises.

CHAPITRE PREMIER

I. — RECHERCHES UROLOGIQUES

Adoptant la division des manuels classiques, nous nous occuperons d'abord des propriétés générales des liquides, ensuite, des éléments chimiques qui les composent.

Cette division schématique ne correspond pas à celle qu'ont adoptée les auteurs dans leurs travaux. Leurs recherches sur les urines de l'épileptique ne se sont pas limitées à tel ou tel paragraphe de livre. Mais nous éviterons ainsi des répétitions inutiles.

Nous n'avons pas l'intention de critiquer les travaux accomplis, mais simplement de les opposer les uns aux autres et de justifier ainsi la méthode que nous avons employée.

a) Propriétés générales physiques et chimiques des urines

La quantité des urines paraît supérieure à ce qu'elle est chez l'homme normal. Dide et Stenuit, Kraïnsky, considèrent la polyurie comme un phénomène constant dans l'épilepsie. Voisin et Pétit, Césare Agostini ne signalent au contraire la polyurie que comme un phénomène post-paroxystique. Dans le premier cas, elle pourrait être en relation avec une sclérose rénale, ce qui est exceptionnel, ou bien avec une hypertension locale ou générale de la circulation. A ce propos, il est utile de rappeler les modifications de la tension artérielle signalées par de nombreux auteurs. Dans le second cas, il faudrait admettre un simple phénomène vaso-moteur, ou bien une augmentation de la diurèse due probablement à l'influence heureuse de l'attaque.

La densité subit généralement des variations inverses de celles de la quantité, et ne paraît pas donner matière à des indications bien précises. Elle dépend en effet des substances dissoutes et du liquide qui les maintient en dissolution. Disons cependant que, pour Agostini, la densité, normale en dehors des accès, serait augmentée après leur apparition.

L'acidité serait peut-être plus intéressante à étudier puisqu'on a voulu faire du mal comitial, tantôt une intoxication par les acides, tantôt une intoxication par les bases organiques et l'ammoniaque. Bien des auteurs considèrent qu'elle se maintient dans les limites habituelles. Mais, pour Galdi et Tarugi, elle présente des oscillations remarquables : son augmentation coïncide avec la perte du pouvoir convulsivant de l'urine. Elle est augmentée dans la phase qui précède l'accès, diminuée dans celle qui le suit.

b) Eléments Mineraux

Les éléments minéraux, chlorures, sulfates, phosphates, dépendent en grande partie de la ration alimentaire. Pour éviter dans une certaine mesure cette cause d'erreur, on soumet les sujets à un régime constant dont les produits sont analysés, ou bien on compare avec les chiffres fournis par les malades ceux obtenus chez des individus sains.

L'élimination des chlorures ne paraît pas subir de modification constante Agostini, Kraïnsky notent cependant que les crises provoquent parfois une perturbation assez marquée. Les écarts sont tantôt pré, tantôt post-paroxystiques. Pour

Roger, Voisin et Krantz, il y aurait rétention chlorurée avant les crises.

L'éliminination des sulfates a été étudiée par fort peu d'auteurs : Rivano, Kraïnsky ne trouvent encore aucune modification constante en relation avec les attaques. Peut-être y aurait-il cependant, comme pour les chlorures, une augmentation pré-paroxystique, compensée après l'accès par une modification en sens opposé. De Buck considère les sulfates comme normaux. Nous avons nous-mêmes pratiqué, au cours de nos recherches, quelques dosages de ces sels. Leur quantité ne paraissait être modifiée, ni par la maladie, ni par ses accès.

Les phosphates urinaires subissent des variations plus intéressantes. M. le Professeur Mairet a montré qu'en dehors des attaques et de l'état de mal, l'excrétion de l'acide phosphorique n'est pas modifiée, tandis que les crises isolées ou en série élèvent considérablement le taux de cette substance. L'azote subirait, pour le même auteur, des modifications parallèles. Lépine et Jacquin ont trouvé une augmentation surtout marquée pour les phosphates terreux, au moment des vertiges et après les accès. Le taux des phosphates alcalins et de l'azote total ne serait au contraire pas modifié. Nous nous contenterons de renvoyer à l'index bibliographique pour tous les travaux accumulés depuis sur ce sujet. L'impression donnée par leur ensemble confirme celle qui se dégage des précédents. Il semble bien qu'il existe un rapport assez constant entre les attaques et l'élimination des phosphates. L'excès porterait surtout pour Rivano sur les phosphates alcalino-terreux, bien que les phosphates alcalins suivent également la courbe générale de cette élimination. Il arrive cependant, comme pour les chlorures et les sulfates, que l'augmentation notée soit simplement compensatrice d'une diminution pré-paroxystique. D'autre part, de Buck a trouvé une augmentation permanente sans relation avec les accès.

c) Substances organiques

Les éthers sulfo-conjugués ont fait l'objet de peu de travaux, la longueur de leur dosage a probablement rebuté beaucoup de chercheurs. Galante et Savini les ont étudiés tout spécialement. Pour ces auteurs, la quantité des éthers-sels augmente à mesure que l'attaque — ou son équivalent — approche. Le maximum de l'élimination coïncide avec la production de l'accès. Il se fait ensuite une diminution progressive ou bien au contraire un retour brusque à la quantité habituelle.

Ces auteurs considèrent en outre que l'alimentation influe beaucoup sur les sulfo-éthers, le régime lacté en particulier. Les fermentations intestinales chez les sitiophobes ou les entéritiques les augmentent dans une large mesure. Kraïnsky, de Buck concluent aussi à une légère augmentation des éthers-sels.

Pour Paoli, il y aurait au contraire aussi bien pour les sulfo-éthers urinaires que pour l'acide hippurique, une diminution en relation avec les périodes d'attaque; cette diminution coïnciderait avec l'affaiblissement du pouvoir synthétique de l'organisme.

Ferranini soumet ses sujets à la phénolisation et conclut, lui aussi, à une diminution du pouvoir oxydant en période d'attaques et à un retour brusque ou progressif à la normale à la suite des accès.

En comparant ses résultats à ceux de Lui, Charon et Briche, Lambranzi, sur l'alcalinité du sang, il explique que l'explosion convulsive est en rapport direct avec une accumulation dans le sang de matériaux ayant subi une réduction organique insuffisante.

Les composés azotés ont fait l'objet de très nombreuses recherches et il semble, en effet, que l'élimination de ces pro-

duits puisse mesurer, jusqu'à un certain point, l'activité de
la nutrition.

L'azote total dosé par la méthode de Kjeldhal ne paraît
pas subir de variations notables au moment des attaques, ni
s'écarter des valeurs habituelles. Mais bien plus intéressante
est l'étude particulière de chaque composé azoté. L'urée est
le plus important de ces produits. A l'origine, on ne s'intéresse
qu'à cette seule forme d'élimination azotée. En quantité normale dans les urines, en dehors des accès, il semble qu'elle
diminue avant la crise et qu'elle augmente après elle. La
valeur de l'azote total serait maintenue constante par une
fluctuation analogue, mais en sens inverse, des autres substances azotées. Teeter s'est demandé si la diminution de
l'urée éliminée avant la crise ne provenait pas d'une rétention de ce produit dans le sang. Cette rétention serait la
cause de la crise. Mais l'on sait aujourd'hui que l'urée est
dépourvue de toxicité. Teeter lui-même n'a pas trouvé dans
le sang l'augmentation préparoxystique qu'il escomptait. Il a
remarqué seulement que la quantité de ce produit est légèrement au-dessus de la normale chez l'épileptique, et cela, d'une
façon permanente.

Nous n'insisterons pas sur ces travaux dont la plupart,
accomplis au moyen du tube d'Esbach et de l'hypobromite ne
sont rien moins que précis. Les recherches dont nous allons
parler maintenant portent, au contraire, sur les autres produits azotés, dont le dosage est plus délicat. Aussi sont-elles
conduites avec plus de rigueur scientifique.

Haig a plusieurs fois attiré l'attention sur ce fait, que l'élimination de *l'acide urique* subit, pendant les jours qui précèdent l'attaque, une diminution progressive compensée assez
exactement pendant les jours suivants, par une variation
équivalente dans le sens opposé. Il pense qu'avant l'attaque
et grâce à une modification de l'alcalinité du sang, l'acide

pénètre dans ce liquide en plus grande quantité. L'acide urique est donc le produit toxique cause de la maladie. KRAÏNSKY fait des constatations semblables au sujet de l'élimination urique, mais il n'accuse pas ce corps. Le véritable produit toxique serait le « carbaminate » d'ammoniaque, corps convulsivant, de composition instable, et intermédiaire entre l'urée et le carbonate d'ammonium. Il se formerait normalement dans l'organisme de l'épileptique une certaine quantité de ce corps au dépens de l'urée. Celle-ci est un composant de l'acide urique, et le carbaminate n'entre pas dans la composition de cet acide. On constaterait, en conséquence, la diminution signalée dans l'élimination urique. L'attaque interviendrait en supprimant pour un temps la formation du carbaminate, grâce peut-être au processus de « carbonisation » du sang qu'elle entraîne. Ainsi serait expliquée la discontinuité des symptômes. En fait, l'auteur a constaté, dans le sang des épileptiques présentant de fortes attaques, une proportion d'acide « carbaminique » et d'ammoniaque sensiblement plus élevée que chez l'individu sain.

D'autres auteurs ont incriminé les *sels ammoniacaux* et particulièrement le carbamate. WEBER, GUIDI et GUERRI, ROSANOF, ont, en effet, constaté que l'élimination de ces corps, subit des variations en sens inverse de celles de l'urée, augmentant quand celle-ci diminue, diminuant quand elle augmente. L'attaque coïnciderait avec les maxima de leur élimination. Mais notons que GUIDI, dans une publication récente, insiste sur ce fait que l'ammoniaque en excès ne serait pas le corps toxique, mais simplement « l'exposant » de l'intoxication acide. Ceux-ci, en excès dans le sang de l'épileptique, n'étant plus neutralisés par la soude, « détourneraient » l'ammoniaque de sa voie habituelle : sa transformation intra-hépatique en urée. D'où diminution de cette dernière substance dans les urines, et augmentation des sels ammoniacaux. Il pense à l'existence

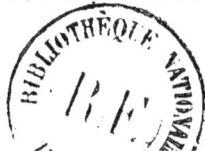

d'une insuffisance hépatique. En effet, le foie des épileptiques soumis à l'administration d'un sel ammoniacal ne réagit
pas par une formation d'urée, et les sels ammoniacaux sont
augmentés dans les urines. Chez l'homme normal, au contraire, la quantité d'urée seule est augmentée, la quantité
des sels reste la même après semblable ingestion. Guidi compare l'organisme de l'épileptique à celui du diabétique avant
le coma, et rappelle que, dans cette intoxication par certains
acides organiques, les sels ammoniacaux sont augmentés.

Il met, en outre, en valeur, cet argument d'ordre clinique:
tous ses malades épileptiques présentent, avec des doses de
3 et 4 grammes de sels ammoniacaux, des attaques en série.
On ne peut donc pas continuer l'administration de ces corps
au-delà de quelques jours. Chez l'homme normal et l'hystéri-
que, au contraire, on peut la continuer indéfiniment.

A ce point de vue, Guidi a été combattu par Motti, qui
montre que l'administration des sels ammoniacaux n'a nullement entraîné une aggravation du mal chez ses sujets. Les
attaques, soigneusement relevées, n'ont pas été plus nombreuses.

Donath a recherché la toxicité des acides organiques et
des *bases ammoniacales*. Il considère que les acides n'ont
aucune propriété toxique. Les bases organiques, au contraire, et tous les corps qui contiennent de l'ammoniaque,
peuvent en injection intra-veineuse, même après neutralisation, provoquer l'épilepsie expérimentale. Il incrimine donc
les corps alloxuriques, les bases telles que la guanidine et la
créatinine, la choline. Il considère qu'il y a rétention des
produits azotés avant l'attaque; élimination normale en dehors
d'elle. Dans le même ordre de faits, Agostini avait noté une
diminution des produits azotés de réduction et de l'acidité
totale avant la crise. Après elle, au contraire, les urates, la
créatinine, l'acide urique (1 gr. 20 et 2 gr.), l'urée — ainsi

que l'acide phosphorique — seraient augmentés; les urines seraient plus denses et contiendraient en outre de l'urophéine et de l'uroérythrine. Rossi avait noté une augmentation de la créatine et de la créatinine en relation chronologique avec les accès.

D'après tous ces auteurs, il existe donc des variations indiscutables dans l'élimination des composés azotés. Mais si pour eux, le phénomène est lié à la production des attaques, pour Claude et Blanchetiere, il n'en est pas ainsi : ces auteurs signalent des variations excessives du rapport azoturique en dehors de toutes altération de régime et de santé. Sala et Rossi font des remarques semblables, mais qui portent sur tous les éléments des urines aussi bien organiques que minéraux.

Alessi et Pierri, enfin, font de cette instabilité des échanges, la cause des désharmonies physiques et des variations fonctionnelles organiques et mentales (périodes d'excitation et de dépression) qui sont si fréquentes chez l'épileptique. Ils signalent, en dehors de tout équivalent et de toute attaque, des variations comparables à celles déjà indiquées par d'autres auteurs en période d'accès.

Albuminurie. glycosurie, acétonurie, etc. — Nous n'insisterons pas sur les recherches faites à propos de *l'albuminurie*. La constatation de ce symptôme par certains auteurs fut le point de départ des théories pathogéniques à peu près oubliées aujourd'hui. Disons qu'on a noté l'albuminurie post-paroxystique.

L'article de Voisin dans les *Archives de Neurologie* 1895, le traité de Féré sur les épilepsies, contiennent de nombreuses indications bibliographiques sur ce sujet, ainsi du reste que sur la *glycosurie* dont nous allons parler.

On a signalé la coexistence du diabète et de l'épilepsie, et on a voulu même faire de la première affection la cause de la deuxième. Le phénomène est encore ici exceptionnel. Bond n'a jamais trouvé de sujet glycosurique parmi les épileptiques qu'il a examinés, de Buck n'en a trouvé que quelques-uns : la glycosurie était post-paroxystique et peu marquée.

L'*acétonurie* a été notée par Boeck et Slosse. Pour Rivano, elle serait post-paroxystique. Pour de Buck, ses variations seraient insignifiantes et ne paraîtraient pas être liées à l'évolution de la maladie.

Certains ont recherché les réactions de l'*indican* de l'*acide diacétique*, de l'*acétone* ; (Isador et Coriat, de Buck) ; aucun de ces corps n'atteint les proportions suffisantes pour être sérieusement mis en cause. Notons cependant la présence constante d'indican signalée par de Buck.

Substances à diazo-réaction. — P. Masoin a appliqué à l'urine des épileptiques la méthode d'Ehrlich. Nous rappellerons seulement que cette méthode indique la présence dans les urines d'une substance appartenant à la série aromatique et pouvant se combiner au sulfo-diazobenzol. Cette substance n'a pas été isolée. On sait qu'elle n'existe pas dans les urines normales, qu'elle se trouve, au contraire, dans de nombreux cas pathologiques. Ce qui constitue la partie intéressante du travail de Masoin, c'est qu'il nous montre que la substance n'est ni l'effet ni la cause de l'attaque convulsive. Les deux phénomènes sont peut-être unis par une cause commune. En effet, la relation chronologique entre eux est le plus souvent manifeste. En outre, l'attaque paraît influer par les spasmes qu'elle provoque ou accompagne, sur l'apparition dans les urines de la diazo-réaction, mais non sur la formation de l'azo-substance. L'auteur nous dit que « la diazo-réaction est un symptôme d'ordre général; elle exprime une altération spéciale des échanges; elle est la manifestation

d'un trouble dans le métabolisme cellulaire, et particulièrement, semble-t-il, des matières protéiques ». Il rappelle les
recherches de MONTFET, montrant les relations qui existent entre la diazo-réaction, la présence d'acides sulfo-conjugués et la destruction anormale des substances albumi-
noïdes. Les remarquables travaux de MASOIN ont pour nous
une très grande valeur, et nous nous appuierons sur ses conclusions. Il a appliqué, par la suite, l'étude de la diazo-
réaction au pronostic de l'état de mal, mais cette application
de la méthode a surtout un intérêt clinique qui n'est pas
celui que nous recherchons. Après MASOIN, de BUCK a repris
l'étude de la diazo-réaction dans les urines des épileptiques.
Il est arrivé à des résultats moins concluants.

II. — RECHERCHES HEMATOLOGIQUES

Pour le sang comme pour les urines, nous allons passer
en revue les faits signalés par les auteurs à propos des propriétés physiques, chimiques, etc...

a) Propriétés physico-chimiques générales

Alcalinité. — Rugiéro Lambranzi trouve l'alcalinité normale en dehors des accès et notablement abaissée au moment
de leur production. A. Lui, Charon et Briche, Pugh, de
Buck font à peu près les mêmes constatations. Mais Lambranzi note des diminutions comparables de l'alcalinité dans
certaines maladies telles que la manie après les périodes
d'agitation prolongée, le syndrome catatonique, l'hystérie
après les états de catalepsie, en un mot, dans tous les états
qui s'accompagnent d'un ralentissement ou d'une exagération
de l'activité musculaire. Il veut cependant établir une dis-
tinction entre l'abaissement de l'alcalinité noté chez l'épileptique — il le considère comme essentiel, quoique épisodique
— et ceux qu'on observe dans les autres maladies.

Charon et Briche notent des diminutions de l'alcalinité
en relation avec le travail digestif. Pugh remarque que l'alcalinité est surtout faible chez les épileptiques dyspeptiques ou
constipés. Quelle est donc la valeur de cette indication ? Le
dernier auteur cité veut y voir un métabolisme anormal des
muscles placés sous la dépendance des neurones cérébraux.

Densité. — Claus et Van der Stricht, employant le procédé d'Hammerschlag, remarquent que la densité ne s'éloigne
pas des limites ordinaires en dehors des attaques. Mais au
moment de leur production ils signalent une diminution sou-

vent très notable suivie après l'accès d'une augmentation passagère. Le retour à la normale serait très rapide. Capps trouve des abaissements comparables chez les paralytiques généraux présentant des attaques épileptiformes. Jonhson Smith trouve une légère augmentation de la densité chez l'épileptique; de Buck la trouve, au contraire, inférieure à la normale dans les intervalles, supérieure au moment des attaques !

b) Propriétés chimiques

Eléments minéraux et organiques. — Dide et Stenuit, après avoir dosé les sels de potasse et l'urée, déclarent que chez l'épileptique, en dehors des crises, comme chez l'individu normal, la potasse varie très peu, de 1,40 à 1,80 p. 1.000 de potassium dosé en chlorure. Pendant la crise se produirait une augmentation manifeste, les valeurs atteindraient 2,15 et 3,75. L'urée donnerait lieu à des observations semblables au moment de l'attaque, où elle atteint 3,15 et 3,25 p. 1.000. Mais les auteurs font remarquer que le taux de cette substance ordinairement très variable (de 0,32 à 1,77) est soumis à bien des influences, en particulier à celle du travail musculaire. Teeter avait déjà signalé une augmentation constante de l'urée dans le sang.

Coagulation. — Besta croit à une diminution des sels de chaux. Il se base surtout pour l'affirmer sur un ralentissement de la coagulation du sang chez l'épileptique. Cette constatation serait très intéressante si on la rapproche des recherches de Roncorini, Sabbattani, etc. Ces auteurs montrent, en effet, l'action modératrice du calcium sur l'écorce cérébrale, l'action convulsivante au contraire des réactifs déminéralisants antagonistes du calcium, tels que potasse, soude, etc.

Malheureusement, Dide (de Rennes) trouve la coagulation

normale dans les intervalles, et très rapide au moment des
accès où elle est presque instantanée. Malheureusement aussi,
l'emploi thérapeutique des sels de calcium n'a pas semblé
donner de bien grands résultats.

Résistance globulaire. — Féré a noté la grande altérabilité
des globules. Tirelli trouve leur résistance très diminuée,
surtout au moment des équivalents à type maniaque. Dide
conclut d'une manière analogue, mais il note des cas où
la résistance est nettement supérieure à la normale.

Cette moindre résistance est due, pour Béredska, à une
diminution de l'activité des antihémolysines naturelles chez
l'épileptique. Pour Vires, il existerait dans le sang de ces
malades des agglutinines et des hémolysines spécifiques; les
premières étant plutôt contenues dans le stroma globulaire,
les dernières, dans le sérum. Ibba, Todde, trouvent aussi des
cytolysines composées de deux éléments : une alexine thermolabile et une sensibilisatrice thermostabile. Ces substances
seraient spécifiques.

c) Eléments figurés

On nous excusera de dire quelques mots des éléments figu-
rés qui ne font pas partie du cadre de ces recherches, mais il
est intéressant de noter, à cause des déductions qu'on peut
en tirer, les variations qu'ils subissent dans la maladie qui
nous occupe.

Globules rouges. — Nous mettons à part les formes rares
d'épilepsie liée à une anémie (Lemoine. Gowers, Percival
Mackie). Il semble en général que le nombre des globules
rouges soit quelque peu supérieur à la normale. La valeur
globulaire est légèrement abaissée, la quantité d'hémoglobine
diminuée. C'est ce qui ressort de travaux de Hénoques, Féré,

Dupont, Péarce et Boston. Ces caractères s'exagèrent au moment de la crise : le nombre des globules augmente, la pauvreté en hémoglobine s'accentue : pour ces derniers points, nous citerons encore les mêmes auteurs avec Formanek, Haskover, Percival, Mackie, Dide. Pour Dide, le nombre des globules atteint parfois 6 et 7 millions au moment de la période clonique. L'augmentation commence dès le début de l'accès et se termine 30 ou 60 minutes après lui. L'accès se juge donc par une crise passagère d'hyperglobulie et par une diminution de la richesse en hémoglobine.

Globules blancs. — Certains auteurs, avec Rutherford Machail, considèrent les globules blancs comme normaux. Mais Kroumbmiller, Pearce et Boston, Dide, pensent à une leucocytose passagère portant sur les polynucléaires et débutant après la crise. Celle-ci serait, en quelque sorte, « préparée par un abaissement des polynucléaires ». Percival Mackie note aussi une leucocytose dépassant parfois 10.000, mais il ne note pas l'influence des attaques. Dide a, en outre, noté une éosinophilie passagère après la crise. Morselli et Pastore précisent davantage l'évolution de cette éosinophilie. Elle est légère pendant l'intervalle des accès dans le cas où les attaques sont espacées; elle diminue dans les trois jours qui précèdent la crise, et disparaît presque entièrement pendant sa durée. Elle augmente à nouveau et atteint son maximum dix heures après.

Les auteurs pensent que les phénomènes observés indiquent une réaction de l'organisme vis-à-vis des toxines circulantes. Le nombre des éosinophiles est proportionnel à la quantité de toxines, l'importance des lésions observées sur chacun d'eux dépend de l'activité de ces substances. L'apparition de ces formes de globules serait due à un phénomène de chimiotaxie. Le mouvement chimiotactique deviendrait négatif, par suite de

la trop grande activité des toxines, pendant l'attaque et entraî-
nerait la disparition observée.

BENIGNI signale la présence des cyanophiles et des érythro-
philes qui seraient supprimés pendant l'accès.

d) RECHERCHES MICROBIOLOGIQUES

Nous n'insisterons pas sur les recherches microbiologi-
ques : BRA a annoncé, à plusieurs reprises, qu'il avait trouvé
le germe pathogène spécifique de l'épilepsie. Les recherches
de TIRELLI et BROSSA, de LANNOIS et LESIEUR lui ont donné le
démenti le plus formel.

III. — RECHERCHES
SUR LE LIQUIDE CÉPHALO-RACHIDIEN

a) Propriétés physiques générales

Ce liquide est normal au point de vue de sa limpidité, de sa densité, de sa réaction. L'étude cytologique et bactériologique n'a pas donné de résultats. Seul, d'Ormea a noté une augmentation de l'alcalinité dans l'épilepsie expérimentale.

Les variations de sa tension ont fait l'objet d'études très nombreuses depuis le jour où Kocher, en 1893, après avoir remarqué les heureux effets du drainage des ventricules latéraux, émit l'idée que l'hypertension était avec l'hyperexcitabilité cérébrale la cause de l'épilepsie. Sacquepée et Dide, Nageotte et Jamet, se basant sur la force du jet liquide dans la ponction lombaire, et Subsol sur la vitesse d'écoulement, concluent à l'hypertension. Navradski et Arndt, par l'emploi des manomètres spéciaux, Albertini et Mosso, par l'examen de la cicatrice d'un trépané, arrivent à des conclusions analogues. Pichenot et Castin prétendent améliorer notablement leurs malades par des ponctions lombaires répétées. Tous ces auteurs concluent à l'hypertension comme cause de la maladie.

Notons que tous ne sont pas d'accord sur les conditions de sa production. Subsol fait de l'hypertension, un phénomène permanent. Les autres auteurs ne l'observent que pendant les crises : elle débuterait avec le commencement de la période tonique.

Mais pour Bergmann et Stadelmann, l'hypertension serait seulement un effet de la crise. D'Orméa produit des variations comparables de la pression sub-arachnoïdienne en provoquant avec l'absinthe comme toxique ou l'électricité, des attaques convulsives chez des chiens morphinisés. Ses expériences montrent nettement que l'hypertension n'est qu'un phénomène secondaire et, en outre, qu'elle n'est pas due à l'augmentation quantitative du liquide cérébro-spinal, mais à des modifications dans la circulation sanguine intra-crânienne.

b) Composition chimique

Elle est considérée comme normale par la plupart des auteurs. Chiron, cité par Sicard, trouve les chlorures en quantité normale (5 à 6 gr.). Roubinovitch, Subsol, signalent une légère augmentation de ces sels (7 à 8 gr.); Kraïnsky a noté après l'attaque une certaine quantité d'acide phosphorique. Zweifel, cité par Donath, a fait une constatation semblable pour l'acide lactique. Certains ont trouvé de la cholestérine; Roubinovitch signale en outre une légère hyperalbuminose.

Notons que la recherche du brome chez les sujets soumis au traitement a été négative pour Vega et Gonzalez, pour Subsol. La perméabilité méningée à l'iode (mêmes auteurs) est cependant normale. Vitemann signale la présence du bromure chez un sujet soumis au traitement de Toulouse-Richet (hypochluration).

La Choline a fait l'objet de nombreuses recherches. Donath affirma, en 1903, la présence constante de cette substance dans le liquide céphalo-rachidien des épileptiques.

On sait, en effet, depuis les travaux de Formaneck, que la choline, produit de dédoublement de la lécithine, est, ainsi que la neurine, corps voisin, un poison convulsivant. Mais la théorie de Donath a été plus que violemment battue en brèche. Mansfeld a prétendu que les cristaux, pris pour de la choline, n'étaient que des cristaux de chloroplatinate d'ammoniaque formés au cours des manipulations. Buzzard et Allen,

MODRAKOWSKY, ont nié les propriétés convulsivantes de ce produit, que MOLL et HALLIBURTON, avant DONATH, WILSON après lui, ont trouvé dans les maladies nerveuses les plus diverses et les plus dépourvues de convulsions.

ALLEN l'a décelée dans le sang; GAUTRELET dans le pancréas, la thyroïde, le rein; DÉGREZ et CHEVALIER dans les surrénales. Du reste, ZIVÉRY et KAJURA l'ont trouvée d'une façon exceptionnelle (1 fois sur 26 cas) dans l'épilepsie.

CHAPITRE II

RECHERCHES SUR LA TOXICITÉ

Nombreux sont les auteurs qui ont essayé de rechercher le produit toxique, cause de l'épilepsie, en s'adressant à la méthode des injections intra-veineuses ou intra-cérébrales chez l'animal. Ils ont étudié ainsi la toxicité des urines, du sérum sanguin, du liquide céphalo-rachidien, de la sueur et du suc gastrique.

1° *Toxicité urinaire.* — L'urine est normalement toxique. On pense généralement que plus les molécules sont fragmentées, moins est grande la toxicité de ce liquide : « A mesure, dit BOUCHARD, que le processus de destruction avance, la molécule, très complexe au début, se fragmente, se multiplie et se simplifie par dédoublements et par oxydations. Elle devient à la fois plus petite, plus capable de franchir les filtres, et moins toxique... Si les matières incomplètement transformées sont présentes dans l'urine, elles augmentent notablement sa toxicité et en changent les qualités ». M. le professeur Mairet a employé la méthode des injections intra-veineuses à plusieurs reprises. Les conclusions générales de ses recherches sont que les urines de l'épileptique présentent d'une façon permanente une hypotoxicité manifeste chez la plupart des sujets.

Cependant, il y aurait, dans le cours des douze heures qui précèdent l'attaque, une élévation tendant à amener la toxicité urinaire à la valeur normale. MARINESCO et SÉRIEUX, AGOSTINI, arrivent à des conclusions analogues. Mais pour DENY et CHOUPPE, pour RONCORINI, la toxicité serait normale.

Pour VOISIN, PÉRON et PETIT, pour TRAMONTI, les urines, hypotoxiques avant l'accès seraient hypertoxiques après lui. Il y aurait un phénomène de rétention qui cesserait après l'accès.

Pour FÉRÉ et MIRTO, les urines de l'épileptique seraient toxiques et convulsivantes. Toutes ces divergences tiennent peut-être à des variations de technique et la méthode des injections intra-veineuses est considérée comme insuffisamment précise par de nombreux auteurs.

Nous nous contenterons de retenir que l'hypotoxicité en dehors des attaques,. a été le plus généralement notée avec une augmentation pré ou post-paroxystique. L'hypotoxicité se mesure parfois par des différences de 1 à 2. Y a-t-il, dans l'organisme de l'épileptique, une lutte plus active contre les produits toxiques, c'est ce que de tels résultats semblent indiquer; quelle que soit la valeur de l'indication, elle est à retenir.

2° *Toxicité du sérum et du sang.*— *a)* Injection à l'animal.— Pour MAIRET et VIRES, pour d'ABUNDO, le sérum de l'épileptique injecté dans les veines du lapin serait hypotoxique. Pour RÉGIS et CHEVALIER LAVAURE, pour CHIARUTTINI, COLOLIAN, VOISIN et PETIT, il serait au contraire hypertoxique, surtout après les crises. WIDAL, SICARD et RAVAUT trouvent par la méthode des injections intra-cérébrales au lapin, une hypertoxicité manifeste au moment des crises : 1/4, 1/20 de centimètre cube, suffisent alors à provoquer la mort.

KRAÏNSKY note une très grande toxicité et un pouvoir convulsivant manifeste après les crises, et en dehors d'elles. Il remarque que les injections qui paraissaient inoffensives, déterminent l'apparition tardive (plusieurs semaines après) d'accidents convulsifs répétés.

Ceni, employant une méthode toute différente, trouve encore que le sang des épileptiques possède des propriétés tératogènes d'autant plus marquées que les crises sont plus graves et les phénomènes psycho-sensoriels plus marqués. Il y a donc une très grande discordance dans ces résultats. Elles peuvent dépendre des différences de méthode.

b) Injection à l'homme. — Il semblerait que cette méthode ait donné des résultats plus brillants. D'Abundo l'appliqua le premier à la paralysie générale. Vires, Ceni, l'appliquèrent à l'épilepsie. Vires, dans une série d'expériences commencées en 1898 dans le laboratoire de M. Mairet, avait remarqué que le sérum injecté d'un épileptique à l'autre, produisait tantôt une amélioration, tantôt une aggravation de la maladie. Il a donc les propriétés toxiques et thérapeutiques. Ceni observa des faits analogues.

Ces deux auteurs pensent à la formation, au niveau de l'organe nerveux, d'une auto cytotoxine, principe toxique, et d'une anti auto cytotoxine destinée à le neutraliser. Les expériences pratiquées avec le sang ou le sérum d'animaux immunisés, les amènent à conclure que la cytotoxine est formée de deux éléments ; le premier thermolabile, appartenant au groupe des alexines, est fixé aux globules. Le deuxième thermostabile, appartenant au groupe des sensibilisatrices, circule librement dans le sang.

L'anti auto cytotoxine agirait comme une anti-alexine et non comme une anti-sensibilisatrice...

Nous regrettons de ne pouvoir insister davantage sur les travaux si intéressants de ces auteurs... Leurs théories, les faits qui les appuient, ont été mis en doute par certains. SALA et ROSSI refusent aux injections tout effet toxique ou thérapeutique. DONATH injecte à des animaux des cerveaux entiers d'animaux de même espèce, sans déterminer de convulsions et en conclut « qu'il n'y a pas lieu d'admettre l'hypothèse des neurotoxines pour expliquer l'épilepsie ». De la théorie des cytotoxines découle une thérapeutique qui aurait, entre les mains de CENI, de GUIDI, GERHARTZ, donné de bons résultats. ALTER, partisan de la théorie, n'obtient cependant pas de résultats thérapeutiques.

3° *Toxicité du liquide céphalo-rachidien.*— Le liquide céphalo-rachidien normal, injecté par la voie sous-cutanée, intra-veineuse ou intra-cérébrale, n'est pas toxique (WIDAL, SICARD et LESNÉ. — *Soc. de Biol.*, 23 juillet 1898), pour le chien, le cobaye, le lapin.

BELLIZARI, SACQUÉPÉE et DIDE, PELLIGRINI, DONATH, BUZZARD et ALLENI de BUCH et ROUBINOVITCH, le considèrent comme toxique dans l'épilepsie.

Pour de BUCK, la toxicité serait très légère. Pour SACQUEPÉE et DIDE (injection intra-cérébrale au cobaye), la toxicité, nulle en dehors des paroxysmes convulsifs, est légère (abattement, convulsions), après une attaque et très marquée (dose mortelle = 1/2 et 1/4 de cc.), après les séries. ROUBINOVITCH fait des observations analogues. Pour PELLEGRINI (injection intra-veineuse au cobaye), la toxicité est permanente, elle s'exagère au moment des accès isolés ou en série; à ce moment, des doses de 4 cc. par kilog. d'animal sont mortelles. Contrairement à ces auteurs, WIDAL et SICARD, ROSSI, ne trouvent aucun pouvoir toxique.

ROUBINOVITCH, pratiquant des injections intra-musculaires de liquide céphalo-rachidien à des comitiaux, obtient des effets thérapeutiques et suppose qu'il existe des « anti-corps » dans le liquide céphalo-rachidien des épileptiques.

4° *Toxicité de la sueur.* — M. le professeur MAIRET et ARDIN-DELTEIL (*Soc. de Biol.*, 1900) ont étudié la toxicité de la sueur.

Pendant les intervalles des crises, et surtout en été, au moment où la densité est assez voisine de celle du sérum de lapin, la toxicité de la sueur est comparable à celle des solutions salines-isotoniques.

Au moment des attaques, la toxicité subit une forte augmentation qui disparaît très rapidement après elle. La sueur inter-paroxystique agit sur l'intestin et la vessie, beaucoup plus que celle de l'homme normal.

Peut-on conclure de ces expériences, qu'il y a, après et pendant l'attaque, une élimination de toxines par les glandes sudoripares ?

Pour CABITTO, les propriétés convulsivantes de la sueur existent déjà dans la période prodromique, augmentent à mesure que l'accès approche et persistent dans la période qui suit immédiatement le paroxysme, tant que dure l'état post-épileptique. MAVROJANNIS et CHARRIN n'ont jamais pu obtenir les mêmes effets toxiques, même avec des doses trois et cinq fois plus considérables de sueur.

5° *Toxicité du suc gastrique.* — AGOSTINI admet que le suc gastrique des épileptiques est hypertoxique un peu avant et un peu après l'accès; hypotoxique après une série d'accès.

MASETTI affirme, au contraire, que le suc gastrique est hypotoxique après un accès. On peut se demander si ces variations de toxicité ont une bien grande signification. AGOSTINI pense à la présence d'une leucomaïne, et il ajoute qu'elle existe chez les dyspeptiques non épileptiques.

Il conclut de ses recherches, que l'épileptique en période d'accès est un dyspeptique transitoire.

INTERPRÉTATION

Cet exposé terminé, nous voyons que les anomalies constatées, et les contradictions, sont *directement proportion-
nelles* au nombre des recherches et s'élèvent à mesure que
l'on va du liquide céphalo-rachidien au sang et aux urines.
Il paraît difficile de démêler le fait essentiel, le trouble nutritif
primordial, cause de l'épilepsie.

Il est cependant possible d'établir une première division
qui nous permettra de pénétrer plus avant dans l'étude des
faits.

Parmi les anomalies constatées, les unes sont transitoires, les autres permanentes. Celles-là sont de beaucoup les
plus nombreuses et se produisent, avant, pendant, après
l'attaque; celles-ci sont beaucoup plus rares et plus discrètes.
Devons-nous chercher parmi les premières ?

Avant de répondre à cette question, il convient d'éliminer
certaines d'entre elles que l'on peut expliquer en partie et
considérer comme secondaires à l'attaque même. Telle est
l'augmentation qui porte sur la créatine et la créatinine, et qui
peut résulter des seules contractions musculaires quand
elle se produit après elles.

D'autres paraissent dépendre d'une irritation bulbaire :

Telle est la glycosurie post-paroxystique.

Telles sont les variations notées dans la masse des urines,
dans la masse du sang (augmentation brusque du nombre des
globules au moment de la phase clonique) dans les éliminations de sels minéraux. Ces sels subissent peu de transformation dans l'organisme, et leurs variations paraissent au même
titre que la polyurie et la concentration du sang, provenir
de phénomènes mécaniques — spasmodiques probablement.

Il y a d'autres symptômes de la réaction des centres bulbaires à l'irritant épileptogène : ce sont les variations du pouls, de la pression du sang, de la température. Nombreux sont les auteurs qui les ont signalées. Besta remarque que ces phénomènes se produisent parfois en dehors de toute attaque, et il pense que la contraction des fibres musculaires lisses dans la paroi des vaisseaux, représente l'équivalent de la convulsion dans la fibre striée. Mais, dit-il, cette contraction n'est pas un « équivalent épileptique ».

En effet, cette expression s'applique au fait même de la réaction nerveuse centrale. Mais la réaction bulbaire, cause du spasme, quand elle se manifeste isolement, ne mérite-t-elle pas, aussi bien que la réaction des centres psychiques, d'être appelée « équivalent » ?

Or, nous venons de voir qu'une irritation nerveuse centrale — bulbaire ou autre — entraîne secondairement des modifications d'ordre chimique, comme la glycosurie, comme le ralentissement des oxydations d'où résulte l'hypothermie. Ne peut-on invoquer un mécanisme analogue pour expliquer certaines de ces anomalies transitoires des échanges ? Est-il utile de rappeler que, si elles coïncident le plus souvent avec les manifestations convulsives, elles peuvent aussi se manifester isolément ? Elles peuvent survenir « en dehors de toute altération de régime et de santé » (Claude et Blanchetière) et donner à la nutrition un caractère d'instabilité et d'irrégularité caractéristique (Sala et Rossi — Alessi et Pieri). Il semble donc qu'elles peuvent résulter — être symptomatiques — d'une réaction nerveuse centrale qui pourrait être appelée : *équivalent chimique* de l'attaque convulsive.

Nous ne sommes pas loin de la pensée de Masoin, lorsqu'il nous dit que l'altération des échanges, exprimée par la diazoréaction — et par les autres anomalies signalées par les auteurs — est un phénomène juxtaposé, surajouté, qui n'est ni cause ni effet de l'attaque, mais qui dépend probablement de la même cause.

Une telle manière de voir nous permettrait d'expliquer les caractères de ces modifications momentanées des liquides de l'organisme, grâce aux inhibitions, aux excitations, aux dépressions caractéristiques des actions nerveuses; de comprendre ces oscillations brusques, à deux périodes, ces alternances d'augmentation et de diminution.

Elle nous conduirait en outre à éliminer de notre étude, à titre de cause d'erreur, les modifications que peuvent subir les échanges pendant les périodes actives de la maladie, et nous engagerait à porter notre attention sur les anomalies permanentes (notre deuxième catégorie) qui persistent au cours des périodes de santé.

Malheureusement, ici encore, les contradictions sont presque aussi nombreuses que les faits signalés.

Il nous suffit de rappeler les recherches qui portent sur la toxicité des liquides, sur le taux de l'urée dans le sang ou les urines, sur la concentration en chlorures du liquide céphalo-rachidien. Cela ne doit pas nous étonner. D'un auteur à l'autre, d'un procédé à l'autre, les valeurs ne sont pas appréciées d'une façon égale. Et pour tous ces travaux, il subsiste des causes d'erreur énormes, venant de la ration alimentaire de l'état de santé, etc.....

Il nous semble donc utile d'étudier la nutrition, non pas dans son équilibre dynamique habituel, mais pendant les modifications de cet équilibre, provoquées expérimentalement. C'est ce que nous allons faire au cours de nos recherches personnelles.

DEUXIÈME PARTIE

Recherches personnelles

Les recherches qui vont suivre ont été instituées dans le but de mesurer l'activité des échanges nutritifs chez l'épileptique, et ont porté sur des malades maintenus à l'Asile des Aliénés. Ceux-ci présentent tous des attaques classiques avec convulsions généralisées. L'un d'eux, Va..., épileptique hémiplégique, nous a donné des résultats comparables à ceux de ses camarades. Nous avons pratiqué des recherches de même ordre sur des individus normaux de ce même Asile, vivant de la même vie, soumis au même régime.

Nos conclusions portent sur l'étude comparative des résultats fournis par ces deux catégories de sujets.

Nous avons pratiqué trois sortes d'épreuves :

1° Les épreuves de la glycosurie et de la lévulosurie alimentaires;

2° L'épreuve de l'ammoniurie expérimentale;

3° L'épreuve de la phénolurie expérimentale.

I. — GLYCOSURIE ET LEVULOSURIE ALIMENTAIRES

La glycosurie alimentaire a d'abord été employée dans le but d'explorer les fonctions hépatiques. On admet aujourd'hui qu'elle a une signification plus générale et qu'elle mesure l'activité de l'organisme à transformer le sucre. C'est là l'indication que nous lui avons demandée.

Ceux qui, avant nous, ont étudié cette épreuve chez les épileptiques, ont obtenu généralement des résultats négatifs. Parmi eux, citons BLOCH, CHVOSTECK, MORITZ (cités par MENDEL), VAN OORDT et RANAN.

LUGIATO DE PADOUE, après avoir administré du saccharose à ses sujets, a recherché pendant plusieurs jours la réaction de SÉLIWANOFF (lévulose) dans leurs urines, et il a remarqué que la lévulosurie était moins prolongée chez l'épileptique que chez l'homme normal. Il convient de rappeler, en dernier lieu, certains cas de glycosurie alimentaire d'origine nerveuse où l'élimination peut durer pendant 8 jours. HAEDKE a signalé un phénomène semblable chez des traumatisés crâniens.

TECHNIQUE

Les auteurs ont recommandé, afin d'éviter des causes d'erreur certaines, de surveiller l'état gastro-intestinal, l'état des reins et de tenir compte de la nature du sucre ingéré. Nous avons tous les jours examiné nos sujets en expérience, nous avons étudié chez eux l'élimination du bleu de méthylène qui s'est accomplie dans le temps normal. Nous avons enfin employé plusieurs sucres : le glucose pur, le saccharose, le glucose du commerce (glucose en pains, glucose en sirop). Ces trois corps diffèrent chimiquement : rappelons que le saccharose se dédouble en glucose et lévulose au niveau de l'intestin et que l'épreuve pratiquée avec ce sucre porte le nom de lévulosurie. Le glucose du commerce est un mélange de dextrines, de maltose, de glucose, et ce produit donne des résultats positifs les plus marqués.

Le sucre a été recherché dans les urines, à l'aide des réactifs les plus fréquemment employés : liqueurs de Fehling, de Trömmer, de Böttger. Les quantités de sucre urinaire ont toujours été très faibles; aussi avons-nous employé de petites quantités de réactif (1 cc. de liqueur de Fehling étendu dans 10 cc. d'eau). Nous avons été souvent obligé de concentrer les urines de la moitié, et même des deux tiers, en employant le vide et une température ne dépassant pas 50°. Nous avons pu, en opérant de la sorte, doser des quantités de 0,20 et 0,15 centigrammes par litre et évaluer approximativement celles de 0,10 et de 0,05 centigrammes.

Les urines étaient préalablement traitées par le sous-acétate de plomb et par le carbonate de soude pour éliminer les substances réductrices autres que le sucre (100 cc. d'urines traitées par 10 cc. de sous-acétate de plomb officinal, filtrer, laver, ajouter 10 cc. de carbonate de soude à 1/5, filtrer, puis ramener à un volume déterminé).

Nous avons d'abord opéré selon le manuel des auteurs, et administré 150 grammes de glucose pur.

Les résultats de cette première série de recherches nous ont conduit à employer, dans une nouvelle série, des quantités de sucre beaucoup plus élevées. Tandis que, dans nos premières expériences, les urines étaient examinées pendant une seule journée, dans les suivantes, elles ont été examinées pendant plusieurs jours consécutifs.

I. — Première série d'expériences

Glycosurie alimentaire

L'épreuve classique de la glycosurie alimentaire consiste en la recherche du glucose urinaire dans les 12 heures qui suivent son ingestion. C'est ainsi que nous avons opéré. Nous avons administré du glucose pur.

Les urines des sujets en expérience, examinées avant l'administration du corps, ne contenaient pas de sucre, ou tout au plus des doses très négligeables. Nous avons éliminé certains malades dont les urines en contenaient des quantités appréciables. A partir de l'ingestion, les urines furent recueillies toutes les deux heures.

a) *Hommes normaux*. — Nous avons étudié quatre hommes normaux. Les résultats obtenus, nous ayant fourni des courbes absolument superposables, et les quantités ayant seules varié dans de très faibles limites, nous sommes autorisé à donner un graphique représentant la moyenne de ces quatre cas (voir graphique ci-dessous) :

Glucose urinaire

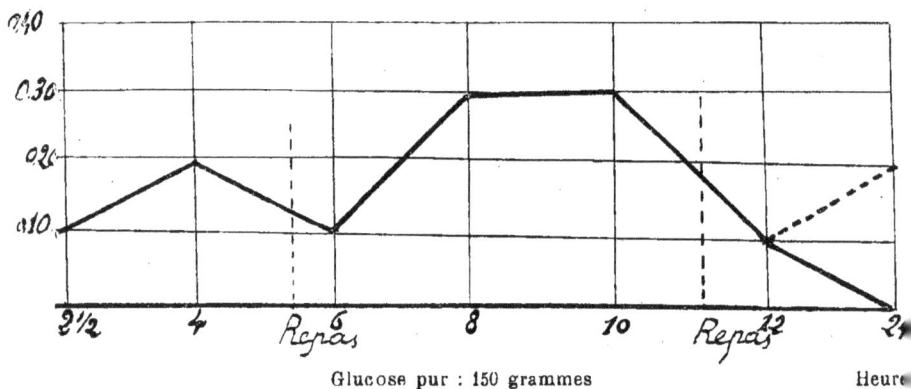

Glucose pur : 150 grammes   Heure

Voici ce que nous avons observé : 2 h. 1/2 après l'ingestion, les échantillons d'urine contiennent du sucre (la réaction est légèrement marquée). 4 h. 1/2 après, la réaction augmente de netteté et d'intensité. Puis les quantités de corps réducteur diminuent dans l'échantillon de la sixième heure, pour augmenter de nouveau jusqu'à la huitième. Ce moment indique le maximum de l'élimination qui, après être restée stationnaire pendant deux heures, décroît de nouveau jusqu'à la douzième heure. D'après la plupart des auteurs, ce moment marque la fin de l'élimination. Nos sujets se couchant à 8 h. 1/2, on arrêta là le prélèvement des échantillons. Au réveil, l'urine ne contenait plus que de très faibles traces de glucose.

En somme, les hommes normaux — dans les conditions où nous les avons étudiés — éliminent, à la suite de l'ingestion massive de 150 grammes de glucose pur, de très faibles quantités de sucre qui ne dépassent pas 0 gr. 30 p. 1.000 dans les échantillons les plus concentrés. Cette élimination, à forme cyclique, présentant un maximum entre la huitième et la dixième heure, paraît terminée vers la douzième. (Le léger fléchissement qui se produit entre la quatrième et la sixième heure, dû, fort probablement, à la dilution urinaire consécutive au repas, peut être considéré comme négligeable.)

b) *Epileptiques.* — Le glucose pur a été administré à huit épileptiques pris en dehors des périodes d'attaques : la courbe d'élimination est identique à celle que nous ont fournie les hommes normaux, durant les premières heures du moins. Nous ne répéterons donc pas ce que nous venons de dire à propos de ces derniers.

Mais tandis que, avec les urines du réveil, la courbe accentue sa descente chez les hommes normaux et chez trois épileptiques, chez cinq de ces derniers, au contraire, elle remonte. En effet, l'urine de la nuit, prélevée au moment du réveil, contient une proportion de sucre aussi élevée que celle de la quatrième heure (0,20 centigr. pour 1.000). Ce fait seul distingue l'épileptique de l'homme normal : nous y reviendrons au chapitre suivant.

La conclusion à tirer de cette première série d'expériences est que : en dehors des périodes d'attaques, l'épileptique se conduit vis-à-vis de l'épreuve de la glycosurie alimentaire, comme un individu normal. En d'autres termes, ce procédé d'exploration, effectué dans les conditions ordinaires, ne donne pas lieu chez l'épileptique à une élimination notable de sucre.

Influence des attaques. — Mentionnons tout d'abord l'apparition chez un certain nombre de sujets de la glycosurie *spontanée* post-paroxystique, indiquée par quelques auteurs.

Pour ce qui concerne la glycosurie alimentaire, on constate qu'elle ne paraît pas être influencée par les attaques. Mais les résultats obtenus alors varient dans les limites plus étendues que celles de l'individu normal.

Deux individus normaux, soumis plusieurs fois à l'ingestion de 350 grammes de glucose en sirop, ont fourni des éliminations de glucose variant entre 1 gr. 50 et 2 grammes par 24 heures. Les épileptiques ont donné des chiffres allant de 0 gr. 50 à 2, 3 et 4 grammes.

Les chiffres les plus élevés coïncidaient souvent avec les *attaques isolées ou en série* et encore plus fréquemment avec des *troubles gastro-intestinaux* concomitants. Mais certaines attaques se sont produites au moment où le sujet fournissait les chiffres les plus faibles.

II. — Deuxième série d'expériences

1. *Glycosurie*

Cinq épileptiques, nous venons de le voir, ont présenté une élimination très nette de glucose, à une période où l'épreuve est considérée comme terminée. Cela nous a d'abord fort surpris: nos recherches bibliographiques nous indiquaient en effet que la glycosurie alimentaire ne dure pas plus de douze heures. Il y avait tout lieu de comparer ce ralentissement de

l'élimination du sucre au ralentissement de l'élimination du
bleu de méthylène remarqué par VOISIN et MAUTÉ chez les épileptiques — en période d'attaques, il est vrai.

Cependant, on pouvait de prime-abord éliminer l'élément
rénal en considérant :

1° Que l'apparition du sucre se fait aux mêmes heures
chez tous les sujets, aussi bien les normaux que les épileptiques;

2° Que les maxima et minima, pendant la journée
d'épreuve, se produisent aux mêmes heures, pour les uns
comme pour les autres.

D'autre part, il ne faut pas oublier que LUGIATO, recherchant
la réaction de SELIWANOFF chez des sujets ayant ingéré du
saccharose, avait constaté que cette réaction était encore posi-
tive, trois et même quatre jours après l'ingestion. De même,
les travaux de HAEDKE, précédemment cité, nous permettaient
de penser que, chez l'épileptique comme chez le traumatisé
crânien, l'épreuve de la glycosurie alimentaire peut se pro-
longer au delà des douze heures généralement admises.

Dans cette nouvelle série d'expériences, nous avons élevé
les doses de sucre ingéré dans le but d'obtenir une glycosurie plus marquée: ces doses ont varié entre 200 et 250 grammes pour le glucose pur, et ont atteint 350 grammes pour le
glucose du commerce. Nous avons fait recueillir les urines
pendant plusieurs jours consécutifs, nous contentant de doser
le sucre dans l'urine des 24 heures.

a) *Homme normal.* — 1° *Glucose pur.* — Les résultats
obtenus nous ont donné des courbes dont l'allure générale est
identique chez tous les sujets, ce qui nous permet de les
réunir toutes dans un même graphique. (*Courbes n° 2,
a, b, c.*).

Ces courbes sont superposables : le maximum d'élimination

est atteint le premier jour; la courbe descend ensuite régulièrement jusqu'au cinquième ou sixième jour, moment où l'élimination cesse définitivement. La quantité de glucose ingéré
ne paraît pas avoir grande influence sur l'élimination quantitative de ce corps : celle-ci paraît plutôt varier avec chaque
sujet.

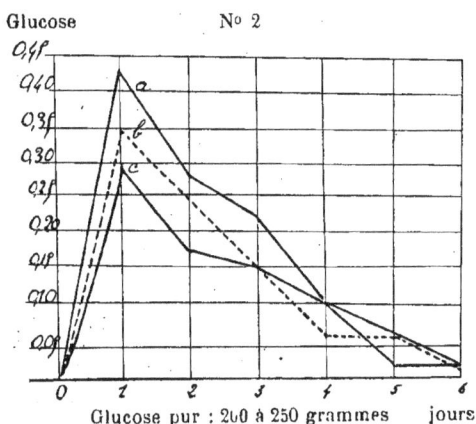

Glucose   N° 2

Glucose pur : 200 à 250 grammes   jours

2° *Glucose commercial.* — Dans les mêmes conditions que
ci-dessus, nous avons examiné deux individus normaux : nous
leur avons fait ingérer 350 grammes de glucose. L'importance de cette dose, et peut-être aussi — comme le veulent
certains expérimentateurs — la nature du sucre ingéré, ont
toujours provoqué une plus forte élimination de glucose.

Les courbes conservent toujours leur caractère : seule, la
quantité de sucre éliminé a augmenté dans de notables proportions.

Pour ne pas multiplier inutilement le nombre de graphiques, nous nous contentons de donner très brièvement les
résultats de ces deux expériences :

N° IV. — Individu normal. Pas de traces de glucose dans

les urines avant l'épreuve. Après : premier jour, 1 gr .20; deuxième, 0 gr. 42; troisième, 0 gr. 30; quatrième, 0 gr. 20.

N° V. — Mêmes observations.

Après : premier jour, 0 gr. 87; deuxième, 0 gr. 72; troisième, 0 gr. 27; quatrième, 0 gr. 20.

En possession de ces chiffres, il sera facile de constater la possibilité de superposer complètement ces courbes à celles que nous a données le glucose pur.

b) *Epileptiques. — En dehors des attaques.* — Nous avons administré le glucose, toujours dans les mêmes conditions à vingt épileptiques. Il ne nous est pas possible de représenter dans un seul schéma l'élimination du sucre chez ces malades, car les courbes, malgré un certain degré de ressemblance, ne sont pas exactement superposables, comme il arrive pour celles d'individus normaux : la lecture des graphiques en serait, par suite, rendue difficile. Nous avons représenté sur la figure, deux types très dissemblables d'élimination.

N° VI (voir figure 3, *a.*). — Maur..., 26 ans, épileptique non bromuré; 6 à 8 attaques par mois, bon état gastro-intestinal. L'élimination de glucose à la suite de l'ingestion de 250 grammes de substances nous fournit la courbe suivante.

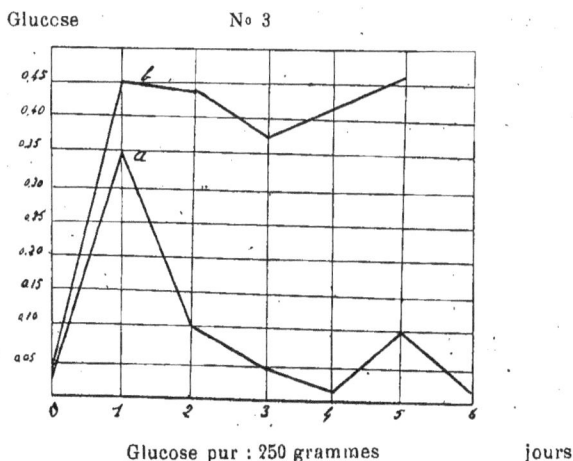

Glucose   N° 3

Glucose pur : 250 grammes   jours

On voit que la courbe éliminatoire chez l'épileptique, diffé-
rant notablement de celle de l'individu sain, présente comme
caractéristiques : un premier cycle comprenant un maximum
et un minimum: un second cycle constitué de la même façon
mais à maximum généralement moins élevé que le premier.

À ce type peuvent être ramenées la plupart des autres observations, que nous réunissons en un tableau :

	QUANTITÉ ET QUALITÉ DU SUCRE	AVANT L'ÉPREUVE	1er JOUR APRÈS	2e JOUR	3e JOUR	4e JOUR	5e JOUR	6e JOUR
Nº VI Maur .... (Voir fig. 3 a)	250 gr. Pur	0	glucose 0.35	0.10	Traces	0	0 10	0
Nº VII, Vial	250 gr Pur	Traces	0.20	0.25	Traces	0.20	Traces	—
Nº VIII, Sol	200 gr. Pur	0	0.30	0.15	0.20	0.10	0.20	Traces
Nº IX, Bast	350 gr. c'	Traces	1.40	1.35	0.80	0.40	0	0.40
Nº X, Var	350 gr. —	0	1.45	2.60	Traces	0.80	Traces	0.60
Nº XI, So	350 gr. —	0	0.60	0.10	0.40	0.65	—	—

On voit que l'élimination du sucre affecte, chez l'épileptique, une forme polycyclique; chaque cycle étant composé
d'un maximum et d'un minimum, et les maxima allant en
diminuant généralement à mesure qu'on s'éloigne du jour
de l'ingestion. La courbe et le tableau ci-dessus rendent bien
compte de ce fait. On constate en outre qu'il n'existe entre
les divers sujets que quelques minimes différences portant
sur l'époque d'apparition des divers constituants d'un cycle.
Par exemple, le premier maximum peut apparaître au premier
ou au second jour; le premier minimum, au deuxième, troisième ou même quatrième jour.

Nous avons conduit jusqu'au sixième jour la plupart de nos
dosages : non pas que nous considérions l'élimination du
glucose comme terminée à ce moment, mais pour ne pas pro-
longer outre mesure des analyses délicates et laborieuses.
Très fréquemment, au contraire, cette élimination persiste
quelques jours encore : on voit évoluer un ou plusieurs nou-

veaux cycles donnant à la courbe une durée de 10 à 12 jours.

Les observations IX et X de notre tableau permettent par exemple de saisir l'apparition d'un nouveau maximum — dès le sixième jour — appartenant à un troisième cycle. D'ailleurs, les recherches plus prolongées parce que moins nombreuses, effectuées chez des épileptiques soumis à l'épreuve de la saccharosurie, nous incitent à penser qu'il en est bien ainsi. Sur deux sujets soumis à cette épreuve (v. *fig.* VII), l'un (*b*), élimine encore des traces de sucre dix-neuf jours après l'ingestion, ayant parcouru six cycles complets d'intensité décroissante. L'autre (*a*), présente encore des traces de sucre dix-sept jours après; sa courbe indique cinq cycles complets d'intensité décroissante. Nous pourrions désigner ces courbes par le terme de « courbes en escalier ».

En résumé, nous pouvons dire que, comparativement à ce que nous avons noté chez l'homme sain, l'élimination du glucose, à la suite de l'ingestion de ce corps, affecte chez l'épileptique un triple caractère : elle est *irrégulière, prolongée, polycyclique*.

Elle affecte encore un autre caractère, qui mérite de fixer l'attention. En examinant les courbes données par les hommes normaux, on ne constate que bien rarement des plateaux persistant pendant quelques jours, et ayant une valeur relativement élevée. Chez l'épileptique, au contraire, ces plateaux sont fréquents (par exemple, n° VII, premier et deuxième jours; n° IX, premier et deuxième jours). Nous en avons un exemple très net dont nous figurons la courbe. (Voir *fig.* n° 3, courbe *b*) Sujet n° XII.

Le sujet n° XIII a une élimination à peu près identique, ainsi qu'on peut en juger.

N° XIII. — Gayr..., épileptique non bromuré. Pas de glucose dans les urines avant l'épreuve. Ingère 350 grammes de glucose du commerce. Le lendemain, sucre : 0 gr. 38; le deuxième jour, 0 gr. 25; le troisième, 0 gr. 30; le quatrième, 0 gr. 28.

Nous pouvons encore citer les sujets des expériences XIV, XVIII, XIX, dont nous parlerons dans la suite de ce travail.

a) *Influence des attaques.* — L'attaque influe en général fort peu sur l'élimination du glucose, en ce sens qu'elle ne modifie nullement la courbe, que celle-ci soit dans sa période d'ascension ou de descente. Néanmoins, il semble bien que la glycosurie soit plus marquée : elle atteint par exemple 0 gr. 50 chez le malade dont nous donnons la courbe *fig.* n° 4. Or, avec le glucose pur, nous n'avons jamais noté un chiffre aussi élevé.

Glucose   No 4

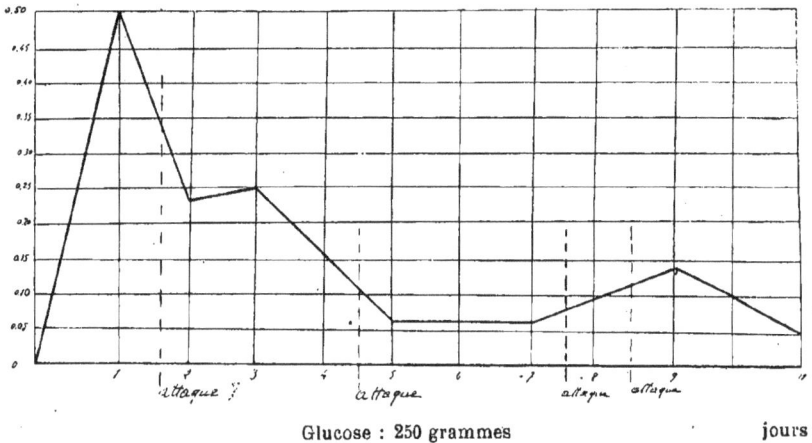

Glucose : 250 grammes   jours

Cette exception mise à part, nous retrouvons ici encore tous les caractères propres à la courbe éliminatoire du glucose : irrégularité, prolongation, polycyclisme. Enfin, on trouve dans cette observation de beaux exemples des plateaux auxquels nous faisions allusion tout à l'heure : par exemple, entre le deuxième et troisième jours; entre les cinquième, sixième et septième jours.

Nous pouvons donc conclure en disant que les attaques ne modifient pas d'une manière apparente l'élimination du glucose.

b) *Influence des troubles gastro-intestinaux.* — On sait combien sont fréquents, en période d'attaques, les troubles gastro-intestinaux. En dehors des attaques, ils sont loin d'être rares quoique moins marqués: ils se manifestent alors simplement par un état saburral de la langue plus ou moins net. Quelles relations peut-il y avoir entre ces phénomènes et l'élimination du glucose: celle-ci en est-elle influencée? Pour résoudre ce problème, nous nous sommes tout d'abord attaché à ne soumettre à l'épreuve que des épileptiques dont l'appareil gastro-intestinal nous a paru fonctionner normalement. D'autre part, nous avons pratiqué l'épreuve de la glycosurie alimentaire : 1° sur un sujet non épileptique, affecté de troubles gastro-intestinaux ; 2° sur un épileptique bromuré à l'état saburral très marqué; 3° sur un autre épileptique dans le même état mais ne prenant pas de bromure.

Nous donnons quelques renseignements concernant ces sujets, et nous reproduisons leur courbe éliminatoire, qui offre un grand intérêt (voir *fig.* n° 5). Elles sont obtenues après ingestion de 350 grammes de glucose du commerce.

N° XV. — Arbou..., non épileptique, présentant des périodes d'agitation et de dépression. Pour calmer son agitation, on a administré du bromure. On suspend ce médicament quinze jours avant l'épreuve. Période de dépression avec confusion mentale. Troubles gastro-intestinaux très marqués.

N° XVI. — Vareill... épileptique. Etat gastro-intestinal analogue au précédent. Attaques subintrantes les premiers jours qui ont suivi l'épreuve; les jours suivants convulsions très fréquentes. On administre le bromure dès le premier jour.

N° XVII. — Vial..., épileptique non bromuré, en période d'attaques. Son état saburral étant fort peu marqué, on le soumet à l'épreuve qui donne les résultats suivants :

Avant l'épreuve : traces de glucose. Après : premier jour. 0 gr. 80 ; deuxième, 1 gr. 60 ; troisième, 0 gr. 30 ; quatrième, 0 gr 70 ; cinquième, 0 gr. 30 ; sixième 0 gr. 40.

Le lendemain, c'est-à-dire le septième jour, nous administrons au sujet une nouvelle dose de glucose : l'état gastro intestinal est très marqué et va en empirant, au point que le malade doit être envoyé à l'infirmerie.

Nous donnons en pointillé, sur le graphique ci-dessous, la courbe correspondant à cette seconde épreuve.

I. — Arbou..., non épileptique (a).
II. — Var..., épileptique bromuré (b).
III. — Vial, épileptique non bromuré (c).

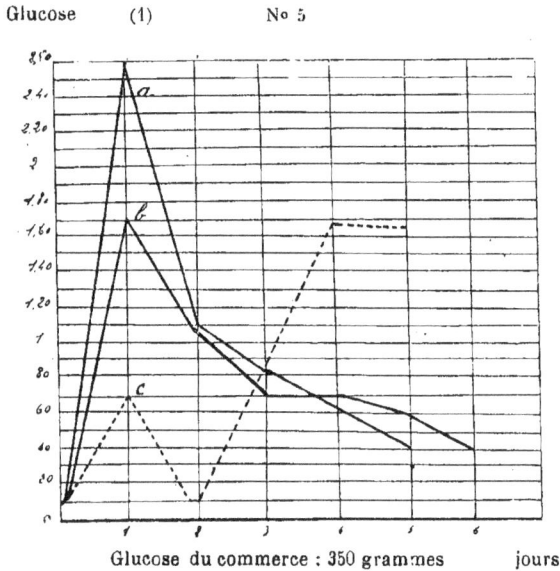

Glucose   (1)   N° 5

Glucose du commerce : 350 grammes   jours

L'examen de ces courbes permet facilement de se rendre compte que : 1° chez l'homme normal (a), l'élimination du glu-

(1) Faisons remarquer que pour éviter à notre graphique des dimensions en hauteur exagérées, nous avons été obligé de représenter des valeurs beaucoup plus élevées que dans les graphiques précédents, sur une échelle de dimensions moindres. Les courbes s'en trouvent de ce fait modifiées dans leur aspect général.

cose n'est nullement modifiée par les troubles gastro-intestinaux: 2° la courbe de l'épileptique bromuré (*b*) reste identique
à celles qu'on note, ainsi que nous le verrons tout à l'heure,
sous l'influence de ce médicament; 3° l'épileptique non bromuré (*c*) présente une élimination très irrégulière, plus irrégulière même que celle des épileptiques non saburraux, et en
tout cas, nullement comparables à ces dernières.

c) *Influence de la médication bromurée.* — Pour compléter
cette étude, nous avons étudié l'élimination du glucose chez
des individus soumis au traitement bromuré.

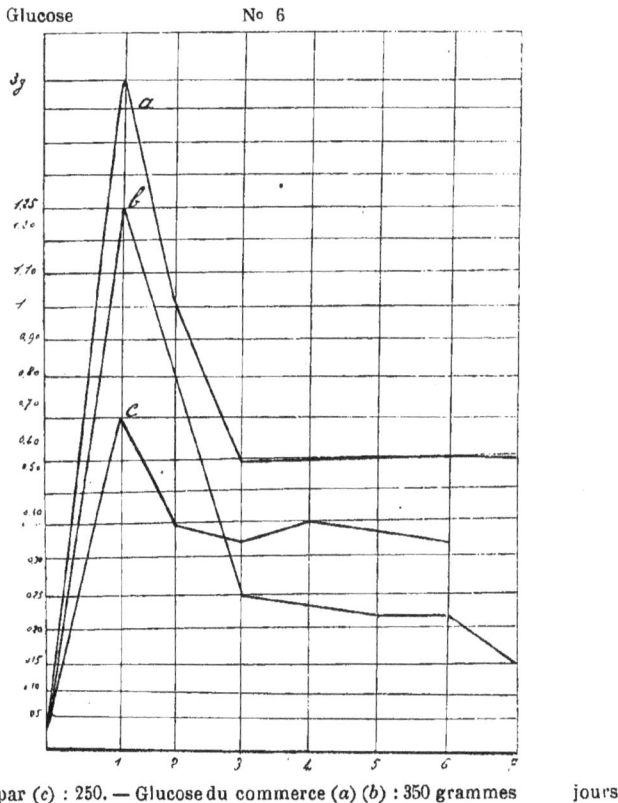

Glucose par (*c*) : 250. — Glucose du commerce (*a*) (*b*) : 350 grammes   jours

Nous avons, pour cela, administré le glucose à trois épileptiques : deux fois du glucose pur, une fois du glucose en pains.

Ci-dessus les courbes de leur élimination (*a, b, c*).

Ces courbes présentent deux parties bien distinctes : un sommet, un plateau. La descente, d'abord rapide du premier au deuxième jour, devient ensuite très lente, au point d'affecter la forme d'un plateau prolongé. Aussi, les graphiques perdent-ils leurs caractères d'irrégularité et de polycyclisme; la courbe se rapproche de celle de l'homme normal.

Il est intéressant de constater que le bromure qui tend à faire de l'épileptique un individu bien portant, en amendant les troubles moteurs et psychiques, tend aussi à régulariser certains phénomènes nutritifs.

Lévulosurie

Nous avons déjà eu l'occasion de dire quelques mots de la *Lévulosurie* chez l'épileptique : les expériences concernant cette épreuve seront brièvement résumées, car les résultats qui en découlent, calqués sur ceux de la glycosurie, nous exposeraient à des redites inutiles. Nous nous contenterons de citer nos observations et de conclure à leur parfaite concordance avec celles qui ont fait l'objet de l'étude précédente. Nous avons donné le saccharose à un homme normal, et à cinq épileptiques, se trouvant dans les conditions habituellement exigées par nous : bon état gastro-intestinal.

No I. — Individu normal (Voir *figure* no VII, *c*). Prend 500 gr. de saccharose (sucre ordinaire). Pas de sucre dans les urines avant l'épreuve. On reconnaît la courbe habituelle fournie par les sujets sains ayant pris du glucose. Il est donc inutile de multiplier les expériences de ce genre.

No II. — M... (Voir *figure* no VII, *b*). Epileptique non bromuré. Présente une seule attaque pendant l'expérience. Ingère 500 gr. de saccharose. I es urines ne contiennent pas de sucre réducteur. Examinées après l'ingestion pendant 20 jours consécutifs, elles dénotent la présence de sucre.

No III (Voir *figure* no VII *a*). — G... Epileptique pris en période d'attaques (3 attaques en 20 jours), les sixième, douzième et quinzième jours. (La première seule figure sur la courbe.) Traces de sucre dans les urines avant l'épreuve. Ingère 500 gr. de saccharose.

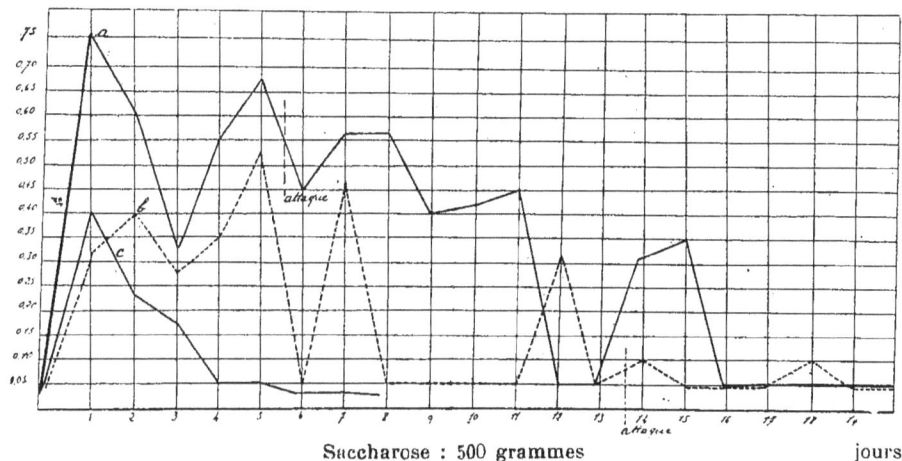

Saccharose : 500 grammes   jours

Voici les résultats fournis par trois autres épileptiques étudiés pendant quelques jours :

No 4. M... Période d'attaque, sans bromure :

Quantité de glucose ingéré	Avant	Quantité de sucre réducteur								
		1er j.	2e j.	3e j.	4e j.	5e j.	6e j.	7e j.	8e j.	9e j.
350gr	»	0.35	0 23	traces	0.30	0.30	»	»	»	»

No 5. Do.. Sans bromure, 2 attaques et 2e jour :

Quantité de glucose ingéré	Avant	Quantité de sucre réducteur								
		1er j.	2e j.	3e j.	4e j.	5e j.	6e j.	7e j.	8e j.	9e j.
350gr	»	0.60	traces	traces	0	traces	0	tr.	0.15	tr.

No 6. Gay... Sans bromure, sans attaques :

Quantité de glucose ingéré	Avant	Quantité de sucre réducteur								
		1er j.	2e j.	3e j.	4e j.	5e j.	6e j.	7e j.	8e j.	9e j.
350gr	»	0.90	0.30	0.38	0.35	0.35	»	»	»	»

Nous constatons encore la même irrégularité. Le n° 6 nous donne un bel exemple de « plateau ».

Nous croyons inutile de citer d'autres exemples : ceux-ci suffisent amplement à démontrer que ce que nous avons dit de la glycosurie s'applique à la saccharosurie.

Nous ne voulons pas clore cette longue série d'expériences, sans indiquer, brièvement, les conclusions qu'elles comportent.

En établissant le schéma qui résulte des formes d'élimination les plus fréquemment observées (voir *figure* n° 3 *a*) chez l'épileptique, on constate qu'il paraît constitué de deux périodes habituellement distinctes : la première de courte durée, comparable, malgré quelques exceptions, à la forme éliminatoire totale que présente l'homme normal, est constituée par un maximum apparaissant le premier jour qui suit l'ingestion, puis par un minimum le quatrième jour. L'irrégularité propre à la courbe de l'épileptique se manifeste en ce fait que les deux périodes empiétant dans certaines observations l'une sur l'autre, le minimum qui les sépare se rapproche moins du 0 et présente, par suite, une moins grande netteté. Elle se manifeste encore, par l'apparition tantôt précoce, tantôt tardive du maximum ou du minimum : le premier s'observe parfois le second jour : le second, au contraire, peut ne se produire que le cinquième. La deuxième période fait complètement défaut chez l'homme normal. Elle rend la courbe irrégulière, polycyclique, et lui donne son caractère le plus important : la longue durée. Comment l'expliquer ?

On pourrait, de prime-abord, penser qu'elle est due à un retard dans l'élimination. Il faut pourtant écarter cette hypothèse. En étudiant les résultats fournis par le dosage des échantillons d'urine prélevés de deux en deux heures, nous avons eu soin d'insister sur le synchronisme parfait existant, au début du moins, entre les courbes éliminatoires des deux catégories de sujets. Ce synchronisme existe encore très fréquemment dans l'élimination des premiers jours, nous venons de le voir. En outre, l'épreuve du bleu de méthylène que nous avons pratiquée chez un grand nombre de malades, nous a toujours démontré que la perméabilité rénale avait conservé son intégrité.

Peut-on invoquer l'influence de troubles gastro-intestinaux même peu marqués, modifiant dès l'origine le métabolisme des corps sucrés? Malgré la fréquence des troubles de ce genre chez l'épileptique, nous avons pu expérimenter en dehors de ces complications. D'ailleurs, nous avons démontré que chez un sujet non épileptique, atteint d'embarras gastrique marqué, l'élimination conservait le caractère normal; que chez un épileptique dans les mêmes conditions, elle présentait, au contraire, une irrégularité telle qu'elle ne pouvait plus être comparée à celle qu'on observe chez le même malade en l'absence de ces troubles.

On ne peut pas davantage admettre que cette glycosurie soit un signe d'insuffisance hépatique, car elle serait, dans ce cas, élevée, et immédiatement consécutive à l'ingestion du sucre.

Au contraire, la glycosurie tardive que nous avons constatée chez nos épileptiques est à rapprocher de celle qu'a obtenue HAEDKE, en faisant ingérer du glucose à des traumatisés crâniens. Son mécanisme est probablement le même que celui qu'a invoqué ROBIN, pour expliquer les cas de glycosurie spontanée apparaissant chez certains dyspeptiques, et dus pour cet auteur à des excitations réflexes parties de l'intestin et provoquant dans le foie une destruction de glycogène.

Chez l'épileptique, à ces réflexes d'origine gastrique, s'ajouteraient des réflexes de provenances multiples. Et l'on comprendrait alors que le bromure, dont l'action sur le système

nerveux est bien connue, puisse régulariser la courbe éliminatoire en rendant moins nette l'influence de ces excitations.
Nous dirons donc que la première période de l'élimination du
glucose chez l'épileptique témoigne de l'énergie avec laquelle
son organisme transforme les sucres : que la deuxième
période, au contraire, indique l'aptitude de cet organisme —
sous l'influence d'excitations diverses — à livrer ce sucre
en d'autant plus grande quantité que sont plus abondantes les
réserves mises à sa disposition par l'épreuve de la glycosurie
alimentaire.

II. — AMMONIURIE EXPÉRIMENTALE

De même que la glycosurie alimentaire, l'ammoniurie expérimentale a été employée pour explorer la fonction uréogénique du foie. De même encore, on considère qu'elle a, à l'heure actuelle, une signification beaucoup plus générale. Il ressort, en effet, des recherches fondamentales de KAUFFMANN (formation d'urée dans l'organisme de chiens, dont le foie et les reins ont été exclus de la circulation) que l'uréogénèse, pour être surtout effectuée par le foie, ne lui appartient pas exclusivement, et demande l'intervention de tous les tissus.

L'épreuve qui nous occupe revêt chez l'épileptique une grande importance : de nombreux auteurs font jouer aux sels ammoniacaux un rôle capital dans la production des attaques. La question se posait donc de savoir si un sel ammoniacal, introduit en grande quantité dans l'économie, est susceptible de provoquer des accès. Quelques auteurs ont tenté des recherches de ce genre. GUIDI, administrant à ses malades du carbonate d'ammoniaque, constate effectivement que l'apparition des attaques suit de près l'ingestion du médicament. Mais MOTTI, après administration de doses répétées de ce corps, n'a jamais remarqué l'apparition d'accès plus nombreux que dans les conditions ordinaires. La question, on le voit, est assez controversée pour laisser place à de nouvelles recherches.

En entreprenant cette étude, nous nous sommes efforcé de résoudre les questions suivantes :

1° L'épileptique transforme-t-il les sels ammoniacaux en urée ?

2° Quelle est, comparée à l'homme normal, la valeur de cette transformation ?

3° Quelle est l'influence des sels ammoniacaux sur l'apparition des attaques ?

TECHNIQUE

Nous avons tout d'abord fait subir à l'épreuve de l'ammoniurie expérimentale une modification portant sur la quantité de sel ingéré. GILBERT et CARNOT, nous l'avons vu, donnent 4 à 6 grammes de sel ammoniacal en une seule fois. Si, dans les cas d'insuffisance hépatique, cette dose suffit généralement pour amener, dans le métabolisme azoté, des modifications perceptibles, il n'en est pas de même quand l'activité des échanges est à peu près normale. Il ne faut d'ailleurs pas oublier que chez des sujets soumis au régime ordinaire, les sels ammoniacaux et l'urée subissent d'un jour à l'autre de notables variations. Pour ce qui concerne l'épileptique, elles sont encore plus étendues. Nous avons donc administré des doses d'acétate d'ammoniaque variant entre 10 et 30 grammes, pendant trois et quatre jours.

Les dosages ont porté sur des échantillons de l'urine des vingt-quatre heures. Nous avons dosé l'urée et l'ammoniaque par le procédé dont FLORENCE (1) a indiqué récemment les détails; de nombreux contrôles de ce procédé ont été effectués avec la méthode de FOLIN.

L'azote total a été dosé par le procédé KJELDAHL-HENNINGER.

RÉSULTATS

a) *Hommes normaux*. — Quatre individus normaux ont été soumis à l'épreuve de l'ammoniurie expérimentale. Chaque expérience comprend trois périodes : le sel ammoniacal a été administré dans la deuxième.

(1) FLORENCE. — Dosage précis par gazométrie de l'urée et de l'ammoniaque urinaires. *Compte r. Ac. Sc.*, ., 5 avril 1909.

QUANTITÉS D'AZOTE ÉLIMINÉ EXPRIMÉES EN GRAMMES (1)

	AZOTE ammoniacal ingéré		1er jour	2e jour	3e jour	4e jour	5e jour	6e jour	7e jour	8e jour	9e jour	10e jour
Corn....	1er 64	Azote ammoniacal...	0.636	0.680	0.566	0.514*	0 527*	0.49 8	0.691	0.706	0 695	»
		Azote uréique	9.53	9.95	9.77	11.92*	9.73*	12.18*	13.43	12.12	10.83	»
		Azote total	10.32	10.93	10.70	13.48*	12.26*	14.42*	15.94	14.98	—	»
Christ...	2e 870	Azote ammoniacal...	0.440	0.678	0.790	0.534*	0.456*	0.845*	0.559	0.542	0.497	0.659
		Azote uréique	9.55	8.77	10.1?	12.33*	10.14*	11.56*	8.77	9.64	7.64	11.40
		Azote total	11.55	10.96	»	14.20*	12.06*	12.87*	10.60	11.90	9.87	13.34
Fl.......	2e 68	Azote ammoniacal...	0.381	0.468	0.464	0.681*	0.556*	0.483*	0.412	0.381	0.507	»
		Azote uréique	10.48	9.76	9.63	10.11*	11.04*	11.70*	10.39	10 48	12.32	»
		Azote total	12.10	12 08	10.99	11.33*	13.82*	13.99*	12 »	12.10	14.15	»
Nour....	1er 44	Azote ammoniacal...	0.498	0.537	0 542	0.723*	0.503*	0.783*	0.947*	0.404*	0 502	0.862
		Azote uréique	7.38	9.66	9.74	11.18*	8.26*	10.99	12 54*	10.24*	10.64	11.92
		Azote total	—	—	11.21	12.33*	9.26*	12.08*	13.88*	10.99*	11.54	14 »

(1) Les chiffres suivis d'un astérisque (*) correspondent aux jours d'ingestion de l'acétate de Azil⁴.

Les moyennes par période fournissent les chiffres suivants :

		Azote ammoniacal	Azote uréique	Azote total
Corn.....	1re période....	0.627	9.75	10.65
	2e —	0.513	11.27	13.38
	3e —	0.697	12.12	15.46
Christ....	1re période....	0.611	9.37	11.25
	2e —	0.584	11.34	13.04
	3e —	0.589	9.38	11.50
Fl........	1re période....	0.431	9.95	11.72
	2e —	0.573	10.95	13.04
	3e —	0.433	11.06	12.75
Nour.....	1re période....	0.526	8.92	11.21 (1 jour)
	2e —	0.673	10.64	11.71
	3e —	0.682	11.38	12.77

Ces chiffres nous indiquent : 1° une augmentation de la quantité d'urée qui commence pendant la deuxième période et persiste pendant la troisième, malgré la suppression du médicament.

2° Une augmentation des sels ammoniacaux dans la deuxième période (deux fois sur quatre), et dans la troisième (deux fois sur quatre).

3° Une augmentation parallèle de l'azote total.

Epileptiques. — Nous distinguerons : les épileptiques soumis au traitement bromuré et ceux qui ne prennent pas de bromure.

Epileptiques bromurés. — Dans les conditions habituelles, nous avons soumis trois épileptiques à l'épreuve de l'ammoniurie expérimentale. Ils ont fourni les résultats suivants :

QUANTITÉS D'AZOTE ÉLIMINÉ EXPRIMÉES EN GRAMMES (1)

QUANTITÉS d'azote ammoniacal ingéré		1er jour	2e jour	3e jour	4e jour	5e jour	6e jour	7e jour	8e jour	9e jour
	Azote ammoniacal..	0.731	0.853	0.711	0.712*	1.083*	0.732*	0.724	0.845	0.723
astié... 1er 64	Azote uréique......	8.97	8.87	11.80	8.70*	10.19*	8.43*	9.74	11.22	8.65
	Azote total.........	10.88	10.87	13.08 attaque	10.08*	12.05*	10.02*	10.72	12.39	10.30
	Azote ammoniacal..	0.580	0.509	0.772	0.452*	0.782*	0.538*	0.520	0.665	0.411
.... 1er 64	Azote uréique......	9.43	10.23	10.27	9.55*	10.25*	10.75*	11 82	10.30	9.15
	Azote total.........	11.17	12.44	12.56	10.96*	11.37*	12.46*	13.06	13 »	11.11
	Azote ammoniacal..	0.240	0.303	0.303	0.888*	0.579*	0.785*	0.709	0.524	»
hal..... 2e 05	Azote uréique......	7.32	5.88	5.05	8.50*	6.65	7.82*	6.63	7.66	»
	Azote total.........	8.25	7.12	5.91	9.71	7.54	8.92	»	»	»

(1) Les chiffres suivis d'un astérisque (*) correspondent aux joúrs d'ingestion de l'acétate de AzH^4.

Les moyennes par période fournissent les chiffres suivants :

		Azote ammonia- cal	Azote uréique	Azote total
1ʳᵉ période	Bast...	0.765	8.92 (2 jours)	10.87
2ᵉ —		0.842	9.10	10.71
3ᵉ —		0.764	9.53	11.11
1ʳᵉ période	Bi.....	0.620	9.98	12.05
2ᵉ —		0.590	10.18	11.59
3ᵉ —		0.528	10.42	12 37
1ʳᵉ période	Phal...	0.282	6.08	7 09
2ᵉ —		0.750	7.65	8 72
3ᵉ —		0.616	7.14	»

Ces chiffres nous indiquent : 1° une augmentation de la quantité d'urée, commençant pendant la deuxième période et persistant pendant la troisième malgré la suppression du médicament.

2° Une augmentation de sels ammoniacaux dans la deuxième période.

3° Une augmentation de l'azote total dans la troisième.

Notons que Bast... a eu une attaque dans la nuit qui a précédé l'ingestion d'acétate d'ammoniaque. C'est ce qui explique la perturbation du métabolisme azoté, particulièrement marquée pour l'urée.

Epileptiques non bromurés. — Nous ne pouvons présenter ici que les résultats fournis par deux malades. La plupart de nos sujets qui ne prenaient pas de bromure n'ont pas recueilli exactement pendant plusieurs jours la totalité de leurs urines. De ce fait, plusieurs expériences ont dû être abandonnées.

Ces deux malades ont pris le sel ammoniacal dans les conditions ordinaires.

Vial... ingère, le quatrième jour de l'expérience, 10 grammes d'acétate d'ammoniaque. Le lendemain de l'ingestion, il a une attaque. Nous représentons ci-dessous ses éliminations dans l'ordre de succession des jours.

Azote ammoniacal.	0.354	0.370	0.312	1 062*	attaque	0.702	0.757
Azote uréique.....	5.11	5.30	4.50	5.68*		3.71	5.93
Azote total........	5.72	5.91	5.59	7.08*		4.61	7.57

Maur.. ingère le quatrième jour et les quatre jours suivants, 1 gr. 64 d'acétate d'ammoniaque: le sixième jour surviennent des attaques, qui apparaissent bientôt en série. On suspend alors le médicament. L'élimination de l'urée et de l'ammoniaque dans les urines des 24 heures donne les chiffres suivants:

Azote ammoniacal :

0 351	0.380	0 467	0.600*	0.586*	0.738*	1.48*	0.902*	0.833	0.587	0.335	0.335
				+	+	+	+(1)				

Azote uréique :

4.22	4.69	4.51	5.23*	5.34*	5.54*	5.54*	5.82*	3.51	4 11	4.02	4.57

Ces chiffres nous indiquent : 1° une augmentation d'urée comparable à celle des sujets précédents; 2° une augmentation considérable d'ammoniaque qui atteint des valeurs que nous n'avons pas observées jusqu'ici. Chez Vial..., par exemple, la quantité moyenne de 0,350, en dehors de toute ingestion d'acétate d'ammoniaque, atteint immédiatement après l'ingestion 1 gr. 062 : elle a triplé en 24 heures.

De même pour Mau...

D'autre part, il est facile de constater que l'apparition d'une ou plusieurs attaques suit de près l'administration du médicament, ce qui, avec des doses égales, n'arrive pas chez l'épileptique bromuré.

Nous pouvons donc dire que l'élimination d'urée et d'ammoniaque :

1° est comparable chez l'épileptique bromuré à celle de l'homme sain;

2° paraît avoir pour caractère prédominant, chez l'épileptique non bromuré, l'augmentation de l'ammoniaque urinaire, coïncidant avec l'apparition des attaques.

(1) Les croix indiquent les attaques.

A ce point de vue, il nous faudrait multiplier les expériences pour être plus affirmatif.

D'accord avec GUIDI, nous dirons donc que les sels ammoniacaux paraissent —· du moins chez les épileptiques non bromurés — provoquer les accès et exagérer les déviations des échanges qui caractérisent la maladie. Il conclut, en effet, de ses expériences, à l'existence chez ceux-ci d'une insuffisance hépatique vis-à-vis de la formation de l'urée, et faisant de l'épilepsie une intoxication par les acides, pense que l'excès de ces composés arrête l'ammoniaque dans son évolution vers l'urée.

Nos recherches ne nous permettent ni de confirmer, ni d'infirmer cette manière de voir.

Mais pour nous, les sels ammoniacaux, agissant comme stimulants diffusibles, trouvent dans le bromure de potassium un antagoniste qui neutralise leurs effets. Chez l'épileptique non bromuré, l'influence de cet excitant se manifeste d'une façon banale en exagérant l'aptitude convulsive.

Nous reconnaissons que la fonction uréogénique paraît troublée chez l'épileptique non soumis au traitement bromuré. Mais puisque le trouble disparaît sous l'influence de ce médicament, il faut se demander si l'on peut invoquer, pour l'expliquer, un ralentissement dans la nutrition du foie ou des tissus.

III. -- PHÉNOLURIE EXPÉRIMENTALE

Nencki et Sieber ont indiqué un procédé permettant de mesurer le pouvoir oxydant de l'organisme : il consiste à administrer de la benzine et à rechercher dans les urines son produit de transformation le plus facilement dosable : le phénol. Cette oxydation porte sur le tiers ou même la moitié de la benzine ingérée : de sorte que, partant de cette donnée moyenne, il serait facile, d'après les promoteurs de cette méthode, de mesurer, dans les diverses maladies, les variations de ce pouvoir oxydant.

Ferrarini est le seul qui, à notre connaissance, ait utilisé ce procédé d'exploration chez l'épileptique. De son travail, il résulte que : dans les périodes d'accès et celles qui le précèdent, il y a une diminution considérable du pouvoir oxydant, diminution apparaissant tantôt brusquement, tantôt progressivement, de même, du reste, que le retour à l'état normal.

Technique

Pour chaque expérience, nous avons pris deux sujets : l'un normal, l'autre épileptique, et nous leur avons, le même jour, administré la benzine : les résultats obtenus sont donc en tous points comparables, puisque cette façon de procéder nous a permis d'éliminer les causes d'erreur imputables aux variations quotidiennes de l'alimentation et à celles, non moins importantes, de la température.

Dans nos premières recherches, nous avons, suivant les indications de Nencki et Sieber, donné la benzine à la dose massive de 2 grammes. Plus tard, craignant que les chiffres de phénol éliminé, relativement faibles comparativement à ceux des expérimentateurs allemands, ne fussent dus à une insuffisance d'absorption, nous nous sommes décidé à donner des doses fractionnées de 0 gr. 30 à 0 gr. 50 par jour et pendant plusieurs jours.

Nous avons administré la benzine pure cristallisable, et n'avons, dans aucun cas, constaté des phénomènes d'intolérance qui s'expliqueraient, d'ailleurs, par les propriétés irritantes de ce corps.

Dans les urines, nous avons recherché le phénol : 1° sous forme de tribromophénol, après distillation en présence d'acide chlorhydrique; 2° sous forme de phénol-sulfates, obtenus par les procédés pondéraux usuels.

Ces deux dosages, effectués séparément ou concurremment, ne permettent pas la mesure complète du pouvoir oxydant de l'organisme. En ne dosant que le phénol, on laisse de côté les phénols bivalents, pyrocatéchine et hydroquinone, qui se formeraient dans la proportion d'un tiers de la benzine ingérée.

En ne dosant que les phénols-sulfates, on élimine, d'autre part, les phénol-glycuronates. Nos recherches, purement comparatives, nous ont permis de négliger cette lacune.

Pour utiliser les résultats fournis par les phénol-sulfates, il était indispensable de tenir compte des portions de ces corps éliminées normalement par l'organisme, en qualité de résidus alimentaires. Nous avons donc étudié chez deux sujets, à deux époques différentes (avant et pendant l'expérience) les sulfates salins et les sulfo-conjugués. Dans les conditions ordinaires de l'alimentation, ces deux éléments fournissent un rapport à peu près constant. L'un des termes de ce rapport, les sulfates salins, n'étant pas influencé par l'ingestion de benzine, nous permet de déduire ce qu'eût été le chiffre des sulfo-conjugués pendant la deuxième période, en

dehors de toute ingestion expérimentale. La différence entre
les deux résultats obtenus, l'un par le dosage, l'autre par
le calcul, mesure la part qui revient à la benzine dans la
sulfo-conjugaison (1).

RÉSULTATS

Nous avons, en premier lieu, recherché les quantités de
phénol éliminées chez l'homme normal et chez l'épileptique
à la suite de l'ingestion de 2 grammes de benzine.

Hommes normaux. — Voici les résultats obtenus avec les
hommes normaux :

		Avant l'ingestion de benzine			Après l'ingestion de benzine (échantillons prélévés sur les urines de 3 jours consécut.)			
		Phénol	Phénol-sulfates	Sulfates salins	Phénol	Phénol-sulfates	Sulfates salins	Excédent des phénol-sulfat correspondant à la benzine
I.	Christ.	0	0.569	4.552	0.340	0.596	3.929	0.093
II.	Vial ...	Traces	0.331	3.489	0.046	0 517	5.995	00
III.	Del ...	Traces	—	—	0.332	—	—	—
IV.	No.....	0	—	—	0.310	—	—	—
V.	Boit ...	Traces	—	—	0 161	—	—	—
VI.	Val....	Traces	—	—	0.372	—	—	—

Epileptiques en dehors des périodes d'attaques. — Des
épileptiques en dehors des périodes d'attaques, et jouissant
d'un bon état général, nous ont, d'autre part, donné :

		Avant l'ingestion de benzine			Après l'ingestion de benzine (échantillons prélevés sur les urines de 3 jours consécut.)			
		Phénol	Phénol-sulfates	Sulfates salins	Phénol	Phénol-sulfates	Sulfates salins	Excédent des phénol sulfat. correspondant à la benzine
I bis	Bail.	Traces	0.670	6 429	0.554	1.522	4.925	1.091
III bis	Phal.	Traces	—	—	0.490	—	—	—
IV bis	Mol .	Traces	—	—	0.490	—	—	—
V bis	.....	Traces	—	—	0.558	—	—	—

(1) C'est le résultat de ce calcul que nous désignons sous la rubrique : excédent
dû à l'injection de la benzine.

Influence des attaques. — Sur deux épileptiques, nous avons étudié l'influence des attaques.

	Phénol	
	Avant l'ingestion	Après l'ingestion
Villar............	Traces	0.400
Ma...............	Traces	0 266

Trois autres épileptiques, dont une partie des urines a été perdue, donnent des résultats qui, en tenant compte de la cause d'erreur, peuvent être approximativement évalués entre 0,300 et 0,400.

Il résulte de ces recherches, que :

1° Ni chez l'homme sain, ni chez l'épileptique, la quantité de phénol formé, n'atteint jamais le tiers de la benzine ingérée.

2° Chez l'épileptique, on note — pour une même dose de benzine ingérée — l'élimination de quantités de phénol plus considérables que chez l'homme sain.

3° Les attaques paraissent diminuer la quantité de phénol formé, au point qu'il fournit des chiffres aussi faibles que chez l'homme normal.

Dans une deuxième catégorie de recherches, nous avons étudié, avec des dose fractionnées de benzine, la formation de phénol en fonction du temps.

Nous avons, dans ce but, dosé dans les urines des 24 heures, les quantités de sulfates salins et de phénol-sulfates éliminés.

Nous donnons d'abord, en un tableau, les résultats fournis par les deux hommes normaux examinés : (résultats des 24 heures).

HOMMES NORMAUX

Cor...   Lign...

QUANTITÉS DE BENZINE ingérée chez les 2 sujets	SULFATES SALINS en So³	PHÉNOL SULFATES en So³	So³ phénol / So³ salins	SULFATES SALINS en So³	PHÉNOL SULFATES en So³	So³ phénol / So³ salins
Gr =	Gr = 1.515	0 224	0.148	—	—	—
	1.584	0.218	0.137	1.467	0.134	0.09
	1.494	0 275	0.184	1.246	0.091	0.07
0.25	1.937	0.264	0.136	1.813	0 096	0.05
0.30	–	0.184	—	1 219	0 172	G.12
0.50	1.659	0.344	0.208	1.191	0.122	0.09
0 50	1.609	0.230	0.143	1 446	0 150	0.09
—	—	—		0 992	0.125	0.11
—	—	—		0 825	0.185	0.16

Dans le tableau suivant, nous donnons les résultats fournis par deux épileptiques, examinés en même temps et dans les mêmes circonstances que les individus normaux.

ÉPILEPTIQUES

Mau...   Gai...

QUANTITÉS DE BENZINE ingérée chez les 2 sujets	SULFATES SALINS en So³	PHÉNOL SULFATES en So³	So³ phénol / So³ salins	SULFATES SALINS en So³	PHÉNOL SULFATES en So³	So³ phénol / So³ salins
	Gr = 1.383	0.320	0 23	1.568	0.109	0.06
	1.812	0.392	0.21	1.583	0.128	0.08
	1.602	0.324	0.20	2 297	0.298	0.11
	1 350	0.319	0.23	2.375	0 429	0.14
0.25	2.023	0.719	0.35	0.629	0.203	0.24
0.30	1.795	0.514	0.28	1.065	0.211	0.16
0.50	1.450	0.366	0.25	1.209	0.206	0.14
0.50	1 812	0.550	0.30	1.215	0 192	0.13

Voici les moyennes correspondant pour chaque individu aux deux périodes, dont la première précède, et la deuxième suit l'ingestion de benzine.

POIDS DES SULFATES EXPRIMÉS EN SO³

TOTAUX PAR PÉRIODE

		SULFATES salins	PHÉNOLS sulfates	EXCÉDENT DÙ à l'ingestiou de la benzine
HOMMES NORMAUX				
Lign......	1re période..	2.713 (2 jours)	0.225 (2 jours)	»
	2e période..	5.669 (4 jours)	0.540 (4 jours)	0.069
Cor........	1re période..	4.593 (3 jours)	0.717 (3 jours)	»
	2e période..	5.205 (3 jours)	0.838 (3 jours)	0.026
ÉPILEPTIQUES				
Mau.......	1re période..	6.147	1.355	»
	2e période..	7.080	2.149	0.586
Gai......	1re période..	7.821	0.964	»
	2e période..	4.118	0.812	0.306

Comme dans les tableaux précédents, nous voyons que l'excédent des sulfo-éthers dans la deuxième période est plus élevé chez l'épileptique que chez l'homme normal.

Si nous nous occupons maintenant du rapport quotidien entre sulfates salins et conjugués obtenus chez ces quatre sujets, nous voyons que, chez l'homme normal, il s'élève d'une façon nette trois jours (Corn...) et quatre jours (Lign...) seulement après le début de l'ingestion. Chez l'épileptique, au contraire, l'élévation, plus marquée, se manifeste dès le premier jour du traitement.

D'après ces chiffres que nous aurions voulu plus nombreux, il semble que l'oxydation de la benzine est plus rapide que chez l'homme normal.

Il ressort donc de ces recherches que l'épileptique soumis à l'épreuve de la phénolurie :

1° oxyde plus énergiquement la benzine que l'homme normal ;

2° l'oxyde plus énergiquement en dehors des périodes d'attaques, que pendant les attaques;

3° élimine plus rapidement les produits de cette oxydation (phénol-sulfates), que l'individu sain.

CONCLUSIONS

La vie de l'épileptique se partage cliniquement en deux périodes bien distinctes : l'une pendant laquelle, en l'absence de toute attaque et de tout équivalent, ce malade nous paraît semblable à l'homme normal ; l'autre pendant laquelle sa vie est, au contraire, singulièrement bouleversée. Les recherches de laboratoire nous amènent à conserver une telle division :

I. Dans la première période, souvent fort courte mais d'une existence réelle :

    1° Au point de vue nutritif, l'épileptique présente au moins la même activité que l'homme normal, si nous en jugeons par l'épreuve de la glycosurie alimentaire.

    2° Au point de vue antitoxique, l'épileptique paraît plus actif que l'individu sain, à en juger par l'énergie avec laquelle il annihile l'action nocive de la benzine en l'incorporant à d'autres substances. En présence de cette activité vis-à-vis de la benzine, nous sommes même entraîné à penser que la sulfo-conjugaison est un moyen de défense toujours à la portée de l'organisme épileptique lui permettant, le cas échéant, de suppléer à l'insuffisance momentanée d'autres fonctions.

II. Dans la seconde, on voit apparaître des facteurs nouveaux : tantôt des phénomènes convulsifs, ce sont les attaques ; tantôt des manifestations extérieures d'ordre différent, mais qui toutes relèvent de modifications nerveuses centrales analogues à celle qui se traduit par la crise convulsive, ce sont les équivalents (psychiques, physiques).

Il existe aussi des *équivalents chimiques* qui se manifestent :

1 Dans le domaine nutritif. par des troubles dans les échanges. Par exemple par la mise en liberté, au cours de l'épreuve de la glycosurie, d'une quantité de sucre qui normalement aurait été mise en réserve.

2° Dans le domaine antitoxique, par une suspension de la neutralisation des poisons.

L'action du bromure sur la nutrition de l'épileptique est aussi intéressante à divers points de vue :

a) Parce qu'elle montre bien que les troubles signalés plus haut dans les échanges nutritifs et la défense antitoxique sont des équivalents de l'attaque convulsive puisque par son influence, en même temps que disparaissent les crises :

1° Le métabolisme se stabilise et le sucre chez l'épileptique bromuré n'est plus livré qu'au fur et à mesure des besoins.

2° Les poisons (benzine, ammoniaque) sont transformés régulièrement comme chez l'individu normal.

b) Par l'étude de l'action du bromure, on est aussi conduit à conclure que chez l'épileptique, pendant la première période, les échanges sont sans doute plus actifs que

chez l'individu sain puisque, alors que l'homme sain bromuré devient un ralenti de la nutrition, l'épileptique
bromuré présente des échanges aussi actifs que l'homme
normal.

Cette activité des échanges, mise en évidence par
les effets du bromure, paraît relever d'une plus grande
susceptibilité du système nerveux de l'épileptique aux
diverses excitations. Plus grande susceptibilité qui se
traduit encore par l'effet des sels ammoniacaux : simples
stimulants pour l'homme normal, ceux-ci deviennent pour
l'épileptique de véritables toxiques.

INDEX BIBLIOGRAPHIQUE

Recherches urologiques

Acétonurie. — De Boeck et Slosse. — Bul. Soc. de Méd. ment. de Belgique, septembre 1891. Annal. médico-psychologiques, 1892.

— Neubauer-Vogel. — Analyse des Harns, 1890, 9ᵉ édit., 2ᵉ partie, p. 94.

— Rivano. — Annali di freniat, 1888, Centralblatt. für Nervenheilkunde, 1889, p. 579.

— Tanzi. — Rivista spérimentale, 1892, XVIII, p. 166. (Revue critique générale avec bibliographie.)

Acken. — Metabolism in the causation of epilepsy. West M. Rev. Omaha, 1905, XII, 188.

Agostini. — Sull chimismo gastrico e sul ricambio materiale *degli Epil.* in rapporto al valore della auto-intoxicazione nella genesi dell'acceso convulsivo. Riv. sper. di fren. R. E., 96, XXII, 265.

Ballet et Faure. — Epilepsie d'origine hépatique. Rev. de Neurol., 1899.

· De Buck. — Etude pathogénique et thérapeutique de l'épilepsie. Mémoire Cour. par l'Ac. R. Méd. Belgique, année 1906.

Claude et Blanchetière. — Recherches urologiques sur l'hystérie et l'épilepsie. Soc. Neurol., juillet 1907.

Créatine, etc., Produits sulfo-conjugués. — Bleile. — New-York, Médical journal, 1899, nᵒ 19.

— Galante et Savini. — Annali di neuro. Naples, 1899, fasc. 1, 2, pp. 60–75; id. dans Rivista mensile di psychiatria, 1899, II, fasc. 9.

— Magrangeas. — Contribution à l'étude des sulfo-ethers

urinaires; état normal et pathologique. Thèse Paris, 1907-08.

— Rossi. — Ann. di Freniat., etc. Torino, 93-4, iv-363, 1895. Cité d'après Kraïnsky, mémoire de 1900.

Donath. — Des substances qui interviennent dans l'attaque d'épilepsie. Annales médico-psychologiques. Mai, juin 1907.

Ebstein. — Diabète sucré en concordance avec l'épilepsie. Deutsche medicin. Wochen , 1898.

Composés azotés. — Agostini. — Loc. cit.

— Alessi. — Riforma medica, 1898, XIV, p. I, 3513.

— Dide. — Gazette des Hôpitaux. Paris, 1899, n° 16.

— Haig. — Brain, 1893, vol. XVI, p. 230 ; 1896, vol. 19, fasc. 1, p. 61

— Ferrarini. — Annali di neur., 1898, XVI.

— Guido Guidi. — Annali dell'Instit. psych. della Univ. di Roma, 1902; 1903, vol. IX, pp. 15-50.

— Guidi. — Sulla patogenesia, etc. Rivista sperimentale di freniatria, XXXIV, 1908.

— Guidi et Guerri. — Sul ricambio materiale negli epilettici. Annali dell inst Psichiat. di Roma, v. L., 1903. Revue neurologique, 1904.

— Hebold et Bratz. — Deutsche medicinische Wochens. 1901, n° 36.

— Hyde, States Hospitals, Bulletin, 1896.

— Mainzer. — Monatschrift fur Psychiatrie, 1901, v. X, 69.

— Martinotti. — Annali di freniatria 1898, VIII, p. 149.

— Mazocchi. — Rivista sperimentale di freniatria, 1892, XVIII, p. 330.

— Motti. — Influenza del carbonato d'Ammonio sull Decorso dell epilessia, Riv. sper. di fren. 1908.

— Paoli Pini. — Rivista sperimentale, 1901, vol. XXVII, p. 187.

— Roncorini. — Archivio di psychiatria, 1900, XXI.

— Nelson Teeter. — Origine autotoxique de l'épilepsie. (State Hospitals bullet., 1896, I, 505-515).

— Rosanoff. — J. of the. Am. Ass. Vol. L, 08.

— Sala et Rossi. — Annali dell a clin. neurop. e psyc., 1906.

— Teeter. — Ann. d. insan, Chicago, 1894, 5 T., 330.

FERRARINI. — Epilessia auto-tossica d'origine epatica. Riv. Di Psychol. p., 305–310. Roma, 1897–98.

GALDI et TARUGI. — Nuovo contributo allo studio dei rapporti fra acidita urinaria ed epilessia. — Morgagni, Milano 1904, XLVI, 337–54. Revue neurologique 1904.

Glysosurie alimentaire. — ARNDT.— (Berl. Klinik. Woch., 1898).

— CHVOSTEK, BLOCK, MORITZ cités par Mendel, thèse Wurtzburg, 1896.

— LINOSSIER et ROQUE.— Glycosurie alimentaire chez l'homme bien portant. Arch. méd. exp., mars 1895.

— LUGIATO, de PADOUE. — (Rivista sper. di fren., volume XXXIV.

— HAEDKE. — (Deuts. med. Wochen, 1901).

— RANAN. — (Congrès de médecine de Vienne, 1901).

— VAN OORDT. — (Munsch. med. Wochen. 1898).

KRAÏNSKY. — Path. gén. de l'Epilepsie. Mémoire Cour. par Ac. R. Méd. Belgique, 1900.

MASOIN. — Nouvelles recherches cliniques sur l'épilepsie. Bul. soc. de méd. mentale de Belgique. Bruxelles 04 386–44, Arc. intern. de pharmac. de Bruxelles. 1904-5, XIII 387–443. Annales médico-psychologiques. Paris, 05 9 s. i. 419–437.

MASOIN. — Application de la diazo-réaction urinaire au pronostic de l'état de mal épileptique. Société de Neurologie. Paris 07, XII, 21–30.

MONFET (L.). — Soufre neutre et diazo-réaction (société de Biologie. Paris, 28 novembre 1903).

PAOLI. — Sull potere sintetici negli epilettici. Gior. di psichiat. clin. et Manic. Ferrara, 1903, XXXI, 13-28. 10 tab.

PARDIOLI (B.).—Contributo allo studio della excrezione urinaria nei disturbi psichici post epilettici. Med. ital. Napoli, 1907, V, 630-632.

Phosphates.—ALESSI et PIERI.—Archivio di psychiatria,1901,vol. XXII.

— BEALE. — De l'urine ; traduit de l'anglais par Olivier et Bergeron, 1865, p. 220.

— BIRT. — The Brain, 1886.

— BLEILE. — New-York Medical Journal 1897, nº 19.

— GILLES DE LA TOURETTE et CATHELINEAU. — Société de Biologie, 1889, p. 533 ; *Progrès Médical,* 1890, nᵒˢ 2, 8, 9, 10, etc. (Inversion des phosphates).

Phosphates. — KUHN. — Deutsches Archiv. für klin. Medecin 1878, pp. 211-215.

— LAILLIER. — Annales médico-psychologiques. Paris. 1876.

— — . — Comptes rendus de l'Académie des Sciences. Paris, 6 octobre 1885, fasc. 1.

— LÉPINE. — Comptes rendus de la Société de Biologie. Paris, juillet 1884.

— LÉPINE et JACQUIN. — Revue mensuelle de médecine et de chirurgie, Paris, 1879.

— A. MAIRET. — Comptes rendus de l'Académie des Sciences. Paris, 18 août 1884. Volume chez Masson. Paris, 1884. Conclusions dans l'Encéphale, 1885, p. 244.

— A. MAIRET. — Archives de Neurologie, 1885, vol. IX, p. 383 ; vol. X, p. 76.

— RIVANO. — Annali di freniatria, 1888.

— SMITH. — Journal of mental Science, octobre 1890.

— VOISIN. Epilepsie, Paris 1897, p. 126.

— RIVANO. — Annali di freniatria, 1888.

— SMITH. — Journal of Mental science 1890.

Polyurie. — DIDE et STENUIT. — Gazette des Hôpitaux, 99.

PUTNAM and PFAFF. — Experimental research showing that uric acid secretion is not regulary diminished id the. E. — Am. j. m. sc. Phila., 1900, CXX, 149.

RIVANO. — Sulfates. Annali di freniatria, 1888, vol. I.

ROHDE (U.). — Recherches sur le métabolisme des épileptiques Deutsches Archiv. fur Klin 1909. Vol. XCV, med fasc. II. pages 137 à 202.

SALA et ROSSI. — Sur quelques éléments des échanges chez les épils Annali della clinica di Neur. di Pavia, 1906. Revue Neurologique, p. 1049.

VOISIN et KRANTZ. — Accès convuls. et éliminat. Revue Neurologique, 1905, 333.

VOISIN et KRANTZ. — Elimination urinaire pendant le régime ordinaire et déchloruré. Arch. de méd. exp., mars 1905. Revue Neurologique, 1905, 1192.

SANG

Alcalinité. — LUI. — Rivista sperimentale di freniatria, 1898, XXV, p. 1.

Alcalinité. — CHARON et BRICHE. — Archives de Neurol., décembre 1897.

— LAMBRANZI. — Rivista di patologia nervosa e mentale, 1899, nº de juillet.

BESTA. — Contributo allo studio delle ipotermie negli epilettici. Riv. sper. di freniat. Vol. XXVIII, 1902.

— Ricerche sopra la pressione sanguina il polso e la temperatura degli E. Riv. sper. di freniat. Reggio. Emilia, 1906, XXXII, 306-22.

— Ricerche sopra il potere coagulante del siero di sangue degli epilettici. Analisi quantitativo del fermento fibrinoso. Rif. Med. an XXII, 1891-93. Revue Neurol., 1907, p. 120.

BRA. — C. r. acad. des Sciences. Paris, 6 janvier 1902; in extenso dans Revue Neurologique. Paris, 30 mai 1902.

DE BUCK. — Loc. cit.

CADET. — Thèse de Paris, 1881. (Travail sous la direction du professeur Hayem).

Calcium (Action des sels de). — FERRARINI. — Archivio di psichiat.
— et med. légale, 1905. (Annales medico-psychologiques, 1909).

— LINGUERRI. — Journ. psich. clin. e tec. mani, 1903.

— PERUGIA. — Morgagni, Milano, 1908.

— RONCORINI. — Riv. Sper. di freniat, 1904.

— SABBATTANI. — Arch. ital. de Biologie, 1899.

CLAUDE, SCHMIERGELD, BLANCHETIÈRE. — La résistance globulaire et le pouvoir hémolytique du sérum chez les épileptiques. Encéphale. Paris, 1908, III. 252-263.

CLAUDE et SCHMIERGELD. — Etude sur 17 cas d'épilepsie au point de vue de l'état des glandes à sécrétion interne (Revue Neurol., 1908, XVI). C. R. Soc. de Biologie, juillet 1908.

CLAUS et VAN DE STRICHT. — Ontogénie et traitement de l'épilepsie. Mém. cour. Ac. R. med. Belgique, 1894, p. 210.

DIDE (DE RENNES). — Du sang chez les aliénés. Congrès des médecins aliénistes et neurologistes de Lille, 1906.

FÉRÉ. — Altérabilité des globules rouges. C. R. Soc. Biol., p. 213.

— Diminution de l'hémoglobine chez les aliénés. Soc. de Biol. 1889, p. 104-131-164.

FLEURY. — Quelques graphiques de tension artérielle pouls capillaire. Force dynamométrique chez des épileptiques. Société de Biologie, 1899, p. 976.

FORMANEK et HASKOVER. — Globules rouges. Mémoire à l'Académie Tchèque, 1895.

HÉLÈNE KHULMANN. — State Hospitals. Bulletin, 1897, n° 1.

Hémoagglutination. — FRISCO. — Annali della clin. di malat., ment. e nerv. di Palermo, 1903, vol. II.

HÉNOQUE. — Article Hematoscopie. Dict. encycl. des Sc. méd. 4me série, t. XIII.

— Comptes-rendus de la Soc. de Biol. Paris, 1888.

IBBA. — Cytolysines dans le sang des aliénés. Revue neurologique, 1907, p. 163.

JONES. — Journal of. Physiology, 1885, vol. VIII, p. 1.

LANNOIS et LESIEUR. — Microbiologie (Soc. Méd. des Hôp. de Lyon, 1903.

LEMOINE. — Epilepsie par chloro-anémie. Revue de psychiatrie, 1897, n° 1.

MARCHAND. — Pouls et Te dans accès, vertiges épil. et attaques hystero-Epil. Th. Paris, 1898.

MARRO.— La pressione sanguigna negli epilettici. Giorn. d. r. accad. di med. di Torino, 1901, LXIV, 210-12.

MORSELLI et PASTORE. — Eosinophylie. Boll. dell. R. acad. med. Genova, 1905, n° 1.

ONUFF et LOGRASSO.— Rech. sur le sang. Amer. journal. of the med. sc., février 1906.

PAULET. — France médicale, 1867. (D'après le Dictionnaire de médecine de Jaccoud. Article Epilepsie par A. Voisin, p. 609.)

PEARCE et BOSTON. — Le sang dans l'épilepsie. The american journal of insanity, avril 1904, p. 597.

PERCIVAL MACKIE. — Journal of mental science, 1900, p. 34.

PUGH. — The Brain, 1902, vol. XXV, n° 100, p. 501.

RUTHERFORD MACPHAIL. — Maladies du sang. Dictionary of psychological medicine, 1892.

SMITH (J.). — Journal of Mental Science, octobre 1890.

TIRELLI. — Isotonie du sang des aliénés. Ann. di freniat. 1902.

TIRELLI et BROSSA.— A proposito del neurococco di Bra nel sangue degli E. — Riforma med. Roma, 1903, XIX, 934-6. Ann. di Freniat. 1903, XIII, 206.

Todde.— Recherches sur l'Isolyse chez les épileptiques. Archivio di psi-
 chiatria. Nevropat. Antrop. crimi. e Méd. lég., vol. XXVII,
 fasc. 4-5, p. 546, 1906.
Voisin (Jules). — Traité de l'épilepsie, chez Alcan, 1897.
Winckler (P.). — Centralblatt fur Nervenheilkunde und Psychiatrie, 1891.

LIQUIDE CÉPHALO-RACHIDIEN

Bactériologie. — Donzello. — Riv. medica, Palerme, 1900, vol. III,
 p. 350.
— Féré. — C. R. de la Soc. de Biologie, 21 oct. 1893.
— Marie. — Semaine médicale, 1892.
Composition chimique.— Donath. — Zeits. fur. Physiologie. t. XLII
 (1904).
— Lendhorf et Baumgarte . — (Acide lactique). Zeits.
 exper. Path und ther. IV, 2 (1907).
— Subsol. — Th. Paris, 1903, n° 1071.
— Vitemann. — Le régime déchloruré dans l'épilepsie. Soc.
 Méd. Hôp. (1906).
Choline. — Buzzard et Allen. — Review of. neurol. und psychiatrie,
 n° 7 (1905).
— Cesary. — Compte rendu. Société de Biologie. Paris, 1907,
 XII, 6668.
— Claude et Blanchetière. — Congrès de Lille (1906).
— Donath. — Zeitsch. fur. Phys. Chemie XXXIX, 1903.
— — Deutshe Zeitsch. f. Nervenh. Leipzig, 1904,
 XXVII, 71-113.
— — Med. times, n° 5, 1905.
— Réponse à Mansfeld. Zeitschr. fur Physiologie. 2563, 1904.
— Donath. — (Choline et neurine). Deutsche Zeits. fur ner-
 venheilkunde. LXXVII (1905).
— — (Microscope polarisant). journal of. Physiologie
 33 et Revue de Neurologie, p. 432 (1906).
— Gumfrecht. — Congrès de médecine allemande(1900).
— Gautrelet. — Réunion biologique de Bordeaux, 7 juil-
 let 1908.
— Handelsman. — Deutsche Zeitsch. f Nervenh. Leipsig, 1908.

Choline.— Kajura.— Quarterly journal of experimental Physiologie, p. 291, 1908.

— Mansfeld. — Zeit. fur Physik und Chemie. Vol. 42 (1904).

— Moll et Halliburton. — The Lancet, avril 1901.

— Rosenfeld. — Deutsche med. Wochen., n° 28 (1904).

— Schmidt. — Zeits. fur physiol Chemie (1907).

— Wilson. — Revue de neurologie, n° 8 (1904).

— Alberto Zivehi. — (Choline et potassium). Revue italienne de Neuropathologie, I, fasc. 3 (1908).

Cytologie. — Babinski et Nageotte. — Soc. méd. des hôp., 30 mai 1901.

— Gilbert-Ballet et Valensi. — Lymphocytose. Soc. de Neurologie, 7 novembre 1907.

— Maillard. — Le cyto-diagnostic. Th. Bordeaux, 1902.

— Nageotte. — Soc. méd. des hôp., 31 janvier 1901.

— Nageotte et Jamet.— Soc. méd. des hôp., 17 janvier 1902.

— Séglas et Nageotte. — Soc. méd. des hôp., 13 juin 1901.

— Widal. — Soc. méd. des hôp., 14 février 1902.

— Widal, Sicard et Monod. — Société méd. des hôp., 18 janvier, 1901.

Pression. — Bergmann. — Arch. f. klin. chir. Bd 59, 1899.

— De Buck. — La ponction lombaire. Congrès belge de neurologie et psychiatrie de Liège (1905).

— Navratzki et Arndt. — All. zeits fur psych. octobre, 1899.

— D'Ormea (A.).— Arch. ital. de biologie, Turin, 1902, et Riv., speriment. Freniat XXVIII, p. 49–78, 1902.

— Pichenot et Castin. — Un cas de mal épileptique traité par la ponction lombaire. L'Encéphale, n° 1 (1907).

— Stadelmann. — Deutsche. med. Wochen, 1897.

— Tissot. — Presse méd., 9 mai 1908.

Propriétés thérapeutiques. — Roubinovitch. — Société méd. des Hôpitaux, 25 novembre 1908.

TOXICITÉ

TOXICITÉ URINAIRE

Agostini. Rivista sperim. di Freniatr. vol. XXII, fasc. II, 1896.

Bleile. — New-York medical-Journal, n° 19, 1897.

De Boeck et Slosse. — Loc. cit.

Brugia. — Riforma médica, 1892, n 218 et 223.

Chevalier-Lavaure. — Thèse de Bordeaux, 1890.

Claus et Van der Stricht. — Mémoire couronné de l'Académie royale de médecine de Belgique, 1896, p. 226 et suiv.

Congrès des aliénistes de langue française. La Rochelle, 1893. Rapport de F. Chevalier-Lavaure. Discussion : G. Ballet, Séglas, J. Voisin, A. Voisin, etc.

Deny et Chouppe. - C. R. de la Soc. de Biol. 30 novembre 1889.

Evans. — Journal of the Américan médical Association, 1894.

Ferranini. — Annali di neuro. Naples, 1898, XVI, p. 329.

Féré. — C. R. Soc. Biol., pages 205, 257 et 514, 1893.

Godart et Slosse. — Congrès de physiologie. Liège, 1892. Journal de méd. chirur. et pharmacol. Bruxelles, 1893, n° 26; 1894, n° 34.

Hébold et Bratz. Deutsch. medicin. Wochen, 1901, n° 36.

Mairet et Bosc. — Annales medico-psychologiques. Paris, janvier 1892.

—   Soc. Biol. 96, 10. III.

Mairet et Vires. — Acad. de médecine, 26 janvier 1897.

Marette (Ch.). — Thèse de Paris, 1894.

Marinesco et Sérieux. - Soc. de Biologie, févr. 1895.

Marro. — Annali di freniatria, 1892.

Masoin (Paul). — Archives de physiologie. Paris, avril 1895.

Massaut. — Bulletin de la Société de médecine mentale de Belgique. Décembre 1895.

Mirto. — Atti della R. Acad. di Scienze medic. di Palermo, 1894.

Pellegrini. — Rivista sperimentale, 1897, XXIII, p. 114.

Roncorini. — Archivio di psychiat , 1900, XXI.

Séglas (di. Fré.). — Archives générales de Médecine, 1893.

Stéfani. — Rivesta sperimen., 1900, XXVI, p. 595.

Tambourini et Vassale. — Cités par Kraïnsky. Mémoire de 1900.

Tramonti. — (Equivalents épileptiques). Riv. quind. di psicol. psichiat. neurop., octobre 1898, p. 165.

Voisin. — Soc. méd. des hôpitaux, 1892.

Voisin et Peron. — Archives de Neurologie 1892, II, n° 71; 1893, I, n° 73.

Voisin et Petit. — Arch. de Neurologie, n° 98–102, 1895.

Weill et R. Dubois. — Semaine médicale 1891.

TOXICITÉ DU SANG

D'ABUNDO.— Rivista speriment., 1892, XVIII, p. 292.

ALTER. — Neurol.. — Central., 03.

CAPELLARI. — La pratice del Medico. Naples, janvier 1902. p. 166.

COLOLIAN. — Archives de Neurologie, 1899, 2–5, VII, 177.

CENI.— Hypotermie nell' epilessia e loro rapporti col potere ipoter-
mico del sangue. Riv. sperim. di Freniat., vol. XXVI, fasc. 4,
p. 585.

— Influenza del sangue degli Epilettici sullo sviluppo embryo-
nali con speciali considerazione sulla teoria auto-tossica
Riv. speriment. Freniatr., vol. XXVI, p. 968.

Autocytotoxine.— CENI. Central. f. Nerven u psychiat. Berlin und
Leipzig 1905, XXVIII. 213–24. Riv. sper. di freniat. Reggio
Emilia, 1899-1900-1901-1903-1904).

— CENI et PASTROVITCH. — Riv. sper. di Freniat. Reggio
Emilia, 1901, XXVII, 1103.

— DONATH. — Deutsche Zeitschrift f. Nervenh XXXIII.

— VIRES. — Recherches personnelles. Montp. 1906, XXIII, 371.

HERTER. — Journal of nervous and mental Disease, 1899, n° 2, p. 73.

KRAÏNSKY. — Voir. chap. V. Mémoire de 1900.

MAIRET et VIRES. — Soc. de Biol. 1898, p. 678.

RAGGI. — Rivista sperimentale, 1881, VII.

SALA et ROSSI. — Propriétés prétendues toxiques et thérapeutiques
du sérum. Revue neurologique, 1905, p. 536, 1906, p. 1049.

TEETER. — State Hospitals Bulletin, 1897.

TOXICITÉ DU LIQUIDE CÉPHALO RACHIDIEN

BUCK (de). — Bull. de la Soc. de médecine mentale de Belgique. 1905

BUZZARD et ALLEN. — Review of neurol. u. Psych., n° 5, 1905.

DIDE et SACQUEPÉE. — Société de Neurologie. Paris, 1901.

PELLEGRINI. — Rif. med. Roma, 1901, II, 638.

SICARD. — Thèse de Paris, 1902.

SUBSOL. — Thèse Paris, 1903.

WIDAL, SICARD et RAVAUT. — Soc. de Biologie, 23 juillet 1898.

TOXICITÉ DE LA SUEUR

Féré. — C. R. Soc. Biol. 1893.

Cabitto. — Riv. sper. di Fren. R. E. 97, XXIII, 52-57. Riv. di med. leg. Milano, 97, I, 12.

Mairet Ardin-Delteil. — C. R. Société de Biologie. Paris, 1900, LII, 1040.

Mavrojannis. — Revue de psychiatrie. Paris, juillet 1898, p. 197.

TOXICITÉ DU SUC GASTRIQUE

Agostini. — Loco citato.

Masetti. — Riv. sper. di Freniatria, 1894, vol. XX.

Voisin et Petit. — Archives de neurologie, 1895.

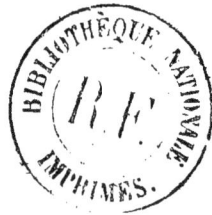